Harmony

質感

片岡繁夫

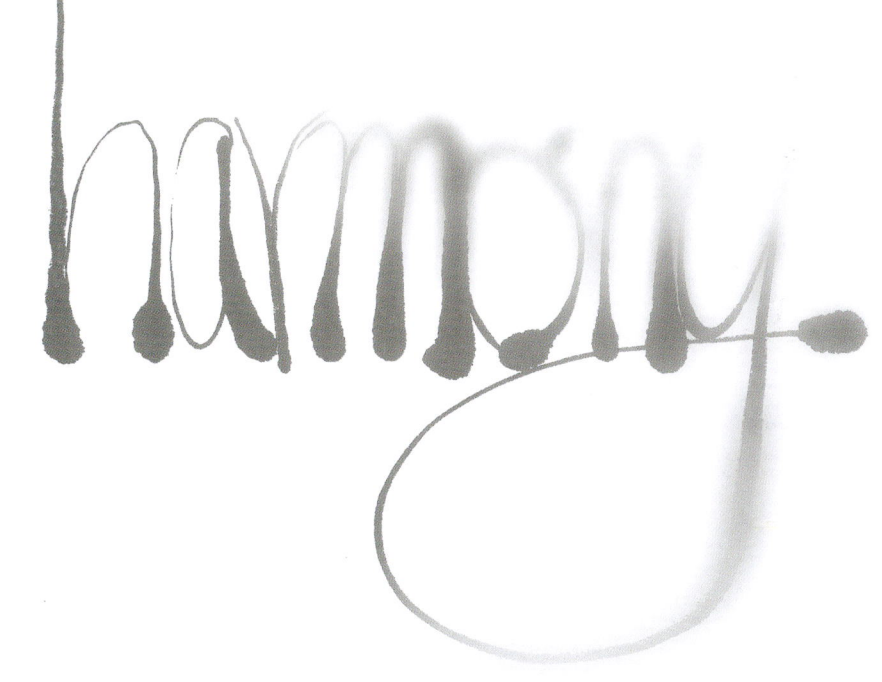

クインテッセンス出版株式会社

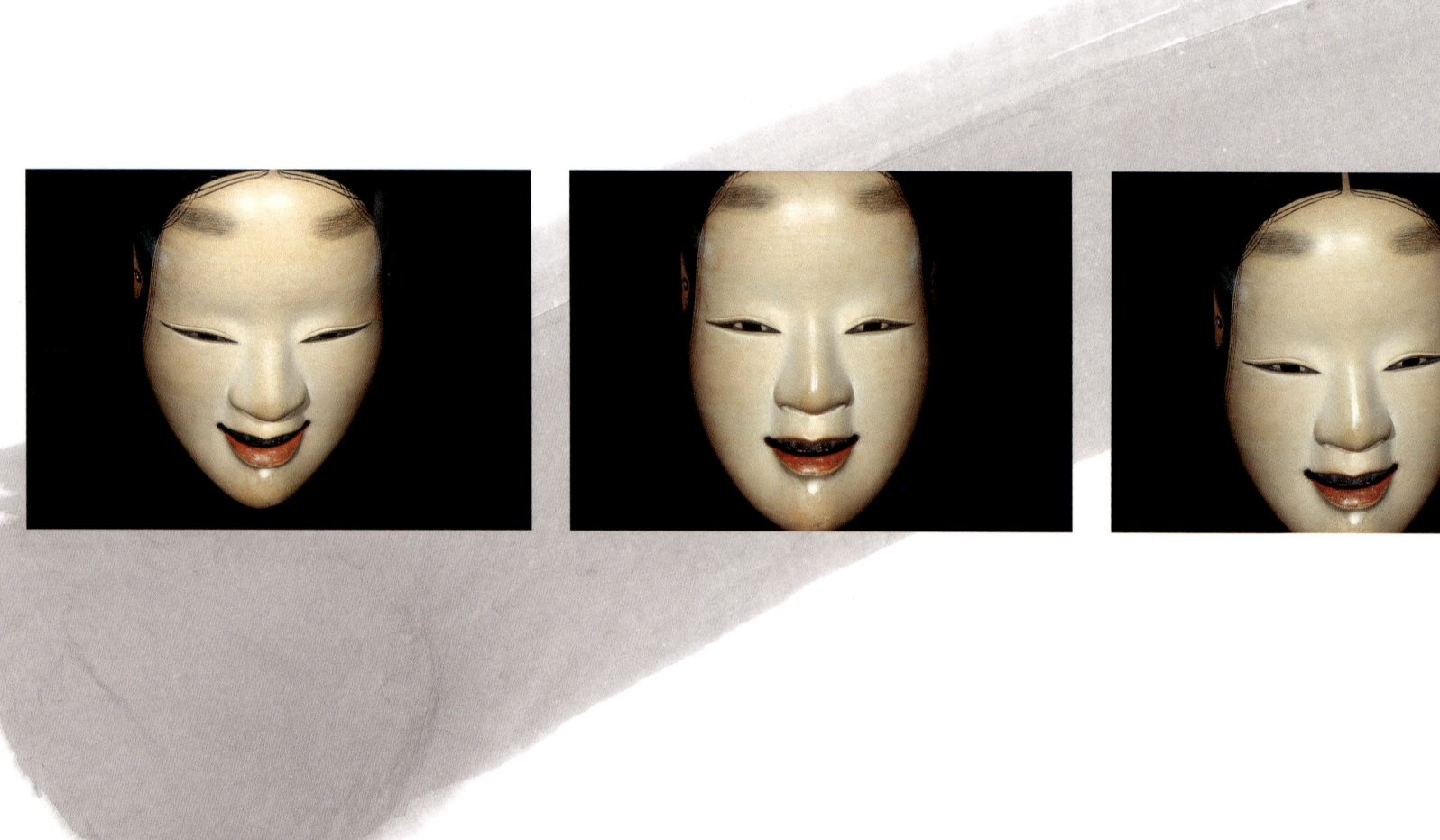

緒　言

質感。

絵画の世界での、"マチィエール（Matiere）"という語に通じる、

広く材料・材質を表す語意である。

絵画上の用語としては、絵具と画布と筆触が作り出す画面の肌を言う。

（竹内敏雄（ed）.美学事典 増補版,東京:弘文堂,1974）

ここに見られる能面は、木に彫り込まれた（打たれた）面である。

三面とも同じ面でありながら、その顔面に表情の違いが見られ、

目は強くも優しくもあり、表情と動きがあるかのようである。

筋肉がもたらす動きがないにもかかわらず、表情に変化が見られるゆえんは、皮膚のなかにある筋肉を理解し、

人のもつ目・鼻・口の形態が正確に再現され、打ち込まれ、人の顔として面が、顔を成していると考えられる。

さらに面が、人の顔の微妙な凹凸をもち、皮膚の色のわずかな色彩が加えられ、

生きた顔面の質感をもち、表情に変化をもたらしていると考える。

セラミックスによる補綴物においても、天然歯のもつ形態と色彩が再現され、

天然歯の質感をもつものでなければならない。

口腔・顔貌と調和がとれ、天然歯の質感をもつ補綴物であるためには、

天然歯を成す形態と色彩の構成を知ることがもっともたいせつである。

再現方法は,それらの構成を知ることで、独自の方法が生まれるはずである。

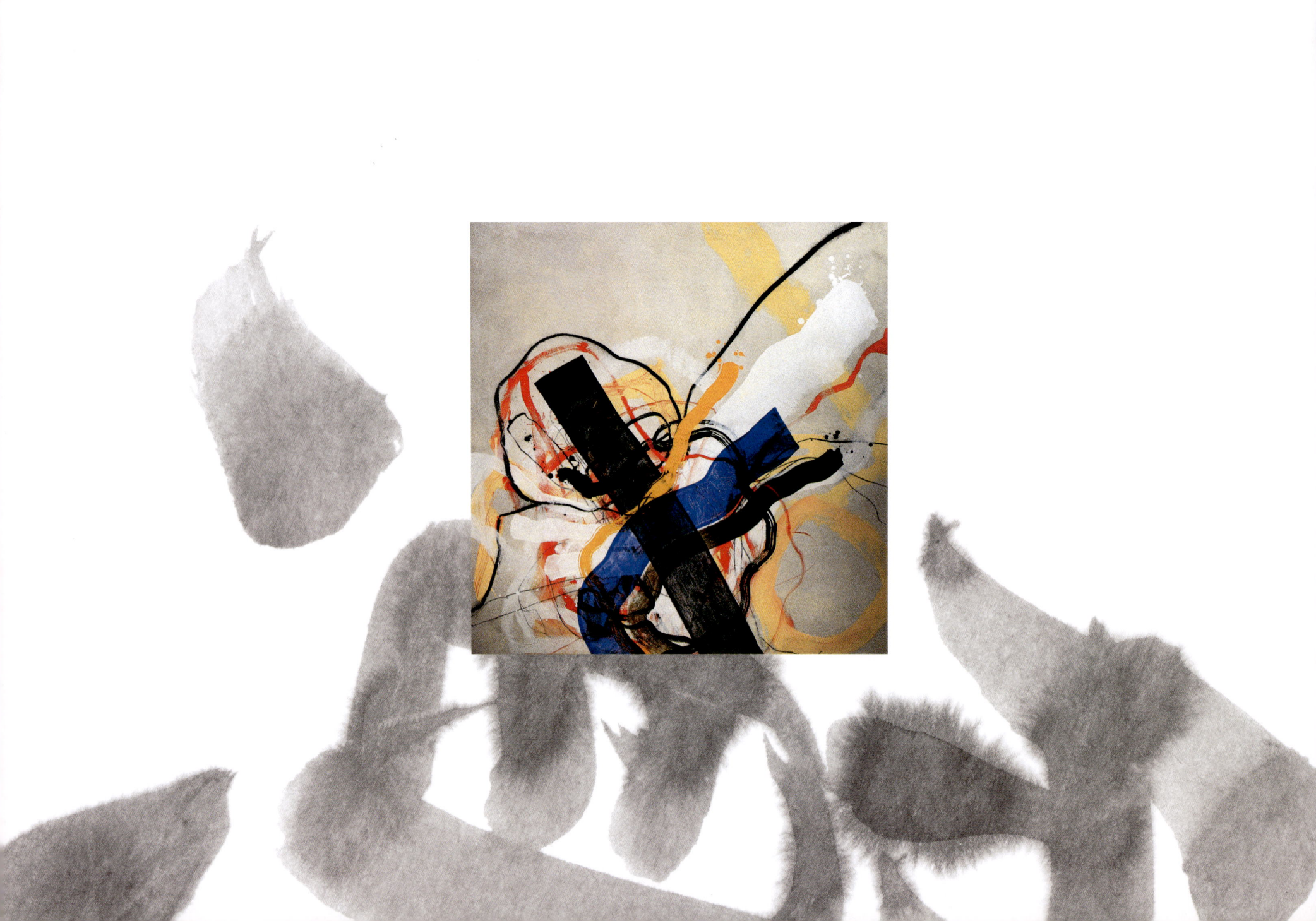

序文

1993年、山本 眞先生の力をお借りして、西村好美との共著により、クインテッセンス出版社より
『Nature's Morphology』を上梓した。
この書籍は、大阪セラミックトレーニングセンターでの歯牙形態の教材となった。
さらに著者自身にとって、さらなる天然歯牙形態究明の出発点ともなった。
その後、臨床およびトレーニングセンターでの指導のなかで、歯牙形態と歯牙色彩に関して
新たに見出したことを本書に示し、さらなる新しい知識・技術の進化のための問題提議となればと思う。
天然歯形態においては、前書において述べたことを基本とし、
さらに歯牙形態を構築する新たな見方・捉え方の基準を四つのピークポイントとして示した。
色彩に関しては、『QDT（＝クインテッセンス オブ デンタル テクノロジー）』誌にも示してきたが、
本書では新たに見出した、切縁側と歯頸部側での異なった透明感について、その表現方法を示す。
しかし天然歯色彩の象牙質のもつ蛍光および天然歯エナメル質の色彩・透明感に関しては、光を伴って
さまざまに変化することは認識できるのだが、色彩をもったグラデーションのある透明感とそれを含めた
色彩の表現方法は、みずからのなかではいまだ完成に至っていない。
当然、セラミック材の物性も問題をもち、さらなる材料開発に期待するところが大きいのだが、
現時点での技術・表現方法を記すこととする。
表現方法は、各種セラミック材料およびセラミストにより千差万別の築盛方法が考えられるはずである。
天然歯の質感をもった色彩表現・形態表現でたいせつなことは、天然歯の形態・層の構成を知り、
光により様々に変化する天然歯色彩を観察し、熟知することであると考える。

謝辞

本書は、大阪セラミックトレーニングセンターの先生方、および臨床においては、ともに日々臨床と真剣に向かい合う
パートナーの歯科医師の先生方、私を支える片岡セラミックの皆、私をはじめ多くの歯科技工士に刺激を与えてくだ
さる青嶋 仁兄貴、本書が作られる基と成った『Nature's Morphology』に多大な力をいただいた山本 眞先生。
さらに、本書のキーワードである質感のイメージを作る、墨字を書いていただいた、本庄さゆりさん。
皆さんのおかげで上梓できたこと、深く感謝いたします。
本書の出版にあたり、快くご指導、ご協力いただいたクインテッセンス出版株式会社社長佐々木一高氏に感謝します。

"NO-6, Wendung"
1993
辻　寬

2005年4月
片岡繁夫

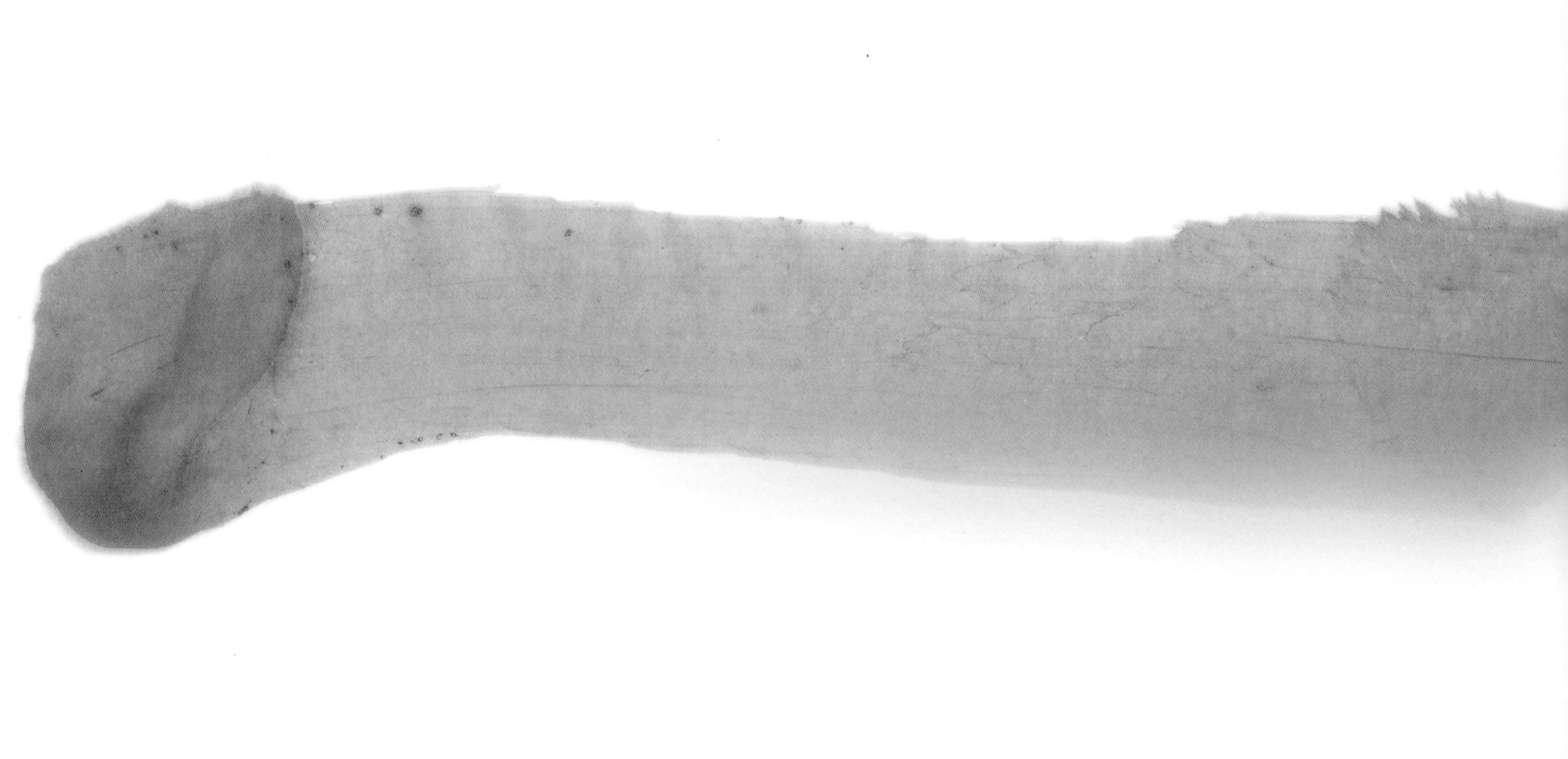

目次

緒言 3

序文・謝辞 5

● **第一章　歯牙形態** 9

 1−1　隆線の走行の違いによる、さまざまな形態と表面性状 11

 1−2　歯牙形態を形成する4ヵ所のピークポイント 15

  1−2−1　歯冠幅径における近遠心の最大豊隆の位置（近遠心辺縁隆線での稜線上と歯冠外形を作る隣接移行面での） 17

  1−2−2　切縁隆線内での唇側面隆線（稜線）と舌側面隆線（稜線）の交わる位置 19

  1−2−3　側方面観に見られる三面形成を成す、2あるいは3ヵ所の豊隆のピーク 21

  1−2−4　セメント-エナメル境（CEJ）付近の歯間部と歯根部の断面に見られる、ライン上の、隣接移行面に向かうピークポイント

   （支台歯形成面マージンラインから見る、隆線・稜線・隣接移行面の位置および走行関係） 23

● **第二章　天然歯色彩** 35

 2−1　天然歯の色彩を構成する象牙質とエナメル質の層構成と層形態 37

 2−2　エナメル質、象牙質の不思議 41

 2−3　セラミッククラウンにおける色彩表現 45

● **第三章　スマイルライン** 53

● **第四章　クリニカルケース** 67

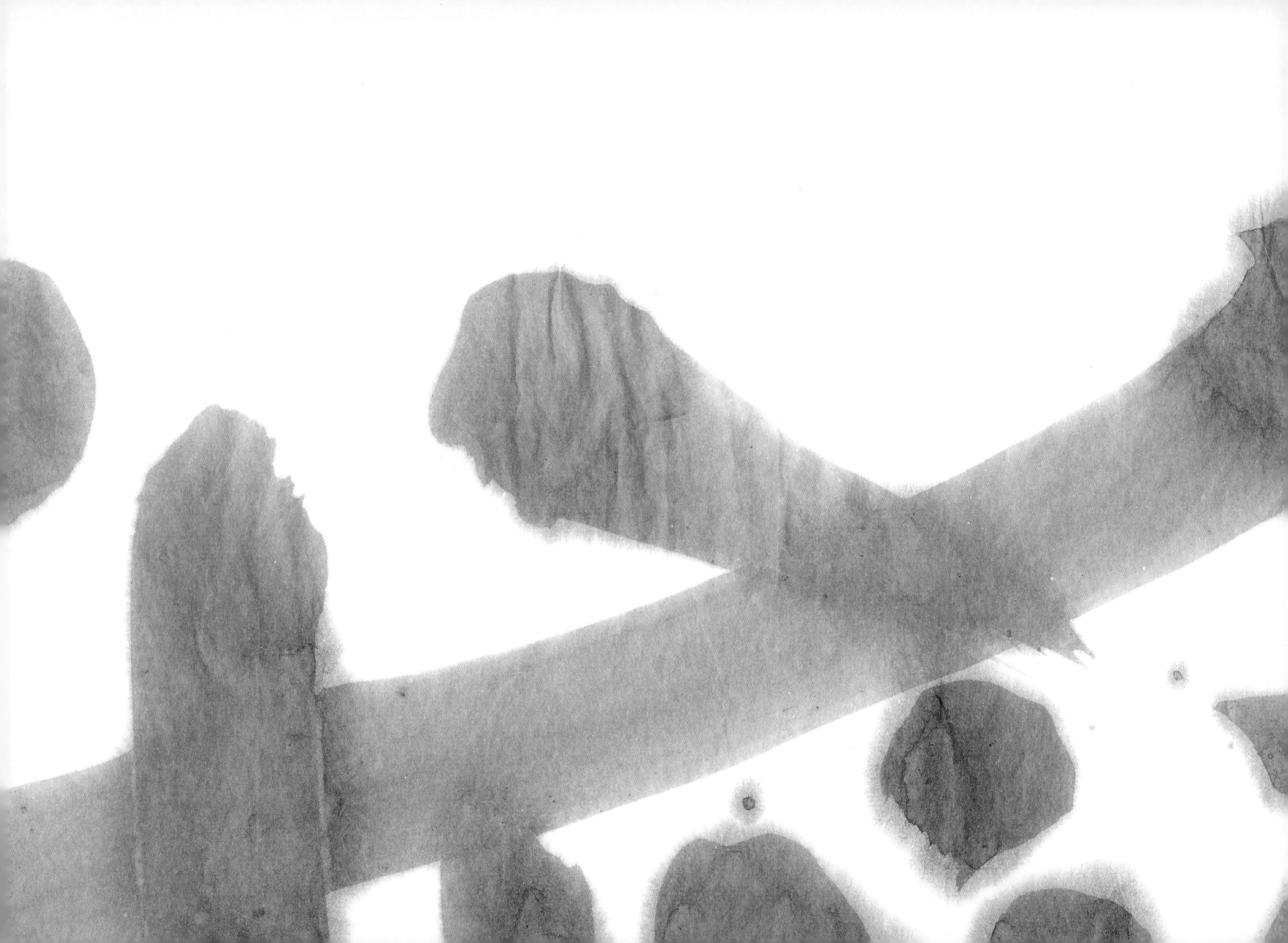

第一章　齒牙形態

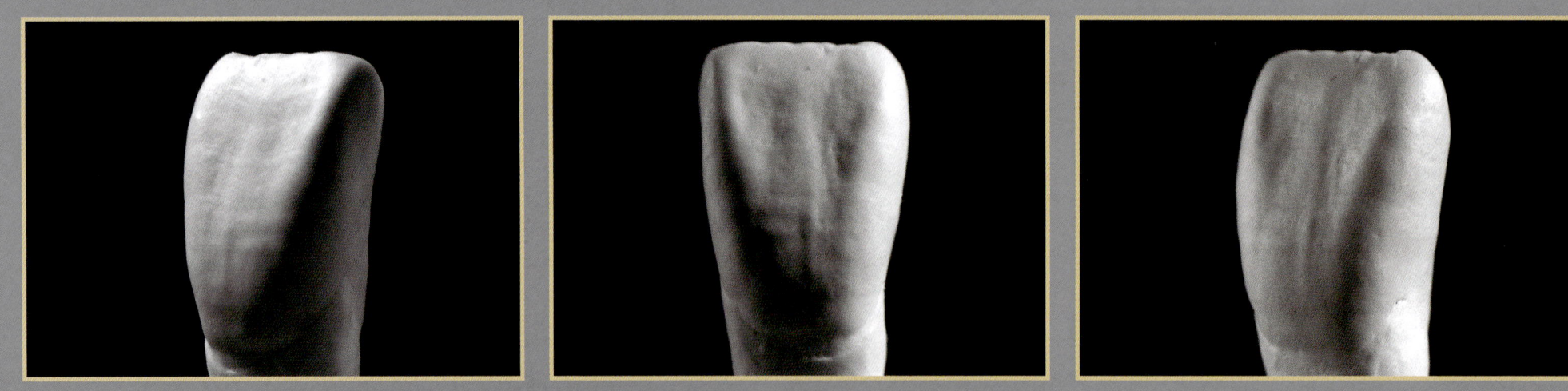

第一章-1　隆線の走行の違いによる、さまざまな形態変化と表面性状

歯牙形態はさまざまな形態変化をもつ。
それらの形態変化は、近遠心辺縁隆線の走行の違いによるものが多くを占める。
隆線の走行は稜線の走行で決定づけられ、稜線の走行は隣接移行面の形態および
面幅の変化により決定され、隆線の走行となる。
さらに近遠心の唇側、舌側辺縁隆線が作る隅角表徴の形態変化も、形態変化を構成する大きな要素となる。
歯牙形態の形態変化は、隆線の走行、大きさ、隅角表徴の違い、切縁隆線上および歯頸線上での隆線の交わる位置、側方面観での唇側三面形成、それらの形態のつながりで歯牙形態が作られると捉えるべきである。

表面性状

形態にさまざまな変化があるように、表面性状も形態変化に伴いさまざまに変化する。
表面性状は、歯冠唇側面に見られる大小さまざまな隆線の集合に、
周波状が加わったものである。
中央隆線、横走隆線、副隆線に周波状が加わった性状が代表される。
それらの隆線は、大小の隆起であり、隆起を作る左右前後のへこみの形状の変化からなると捉えるべきである。
縦に走る隆起は、その位置、走行、長さ、深さに違いをもち、横に走る隆起は、高さ、幅に違いが見られ、それらすべてはへこみの形状の違いであり、すり鉢状、クサビ状、片側斜面状とさまざまである。
表面性状は見えている範囲で正確に作る（表現）することがたいせつである。
表面にある性状が、唾液などによって見えなくなることはあるが、唇側面に表面性状がないわけではない。天然歯の表面には、さまざまな性状があり、それらを表現することは天然歯のもつ質感を表現するためにもっともたいせつである。

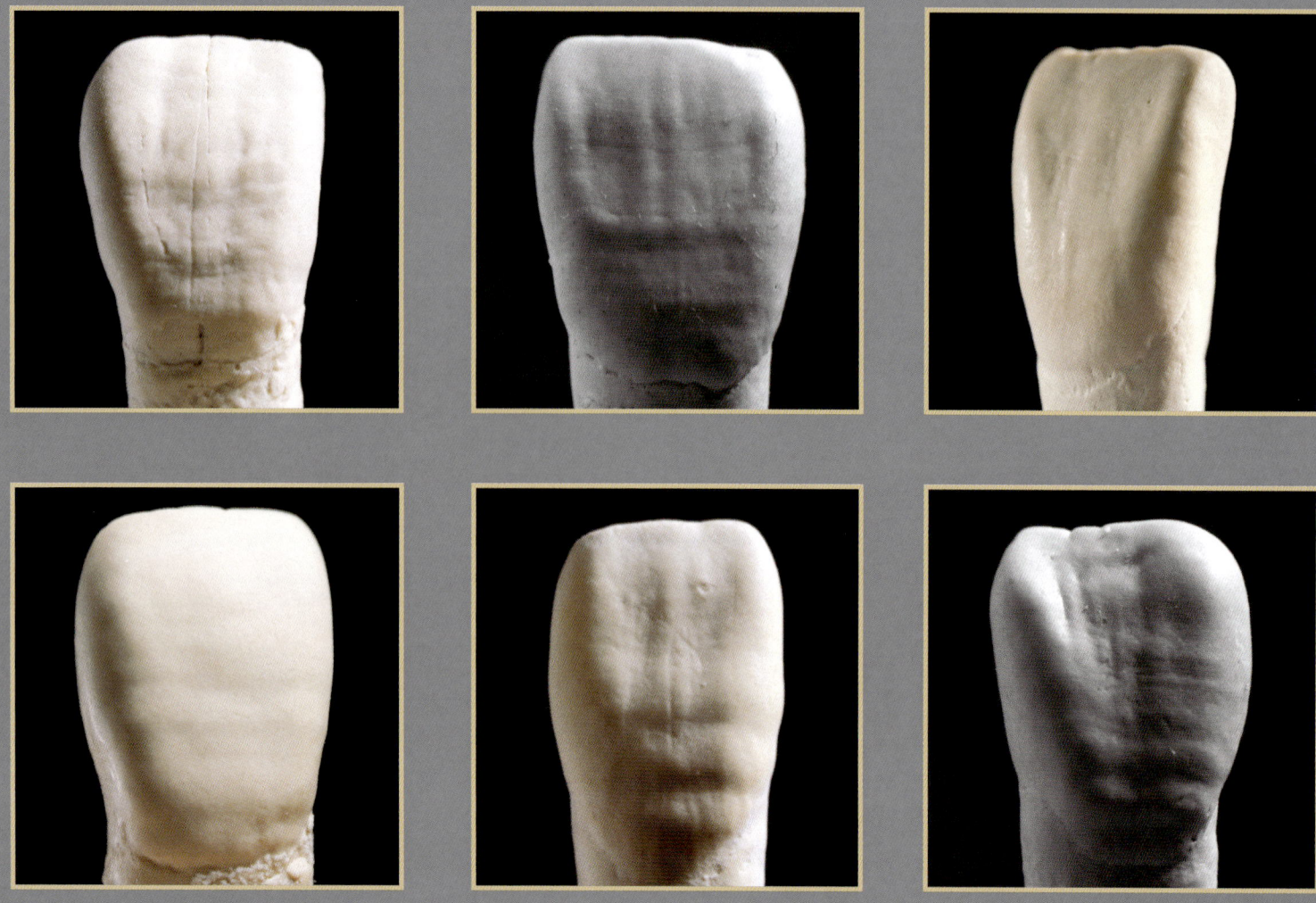

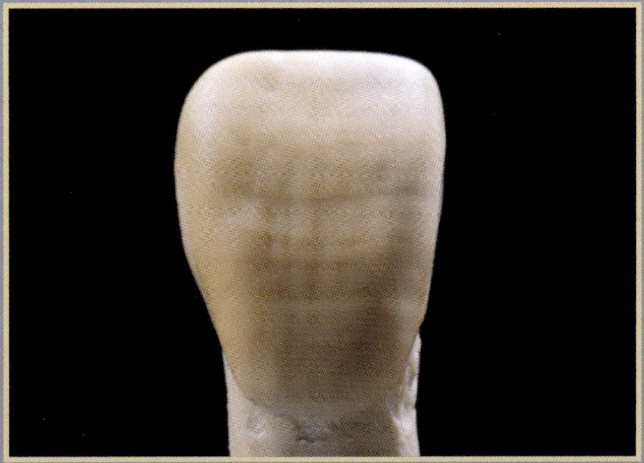

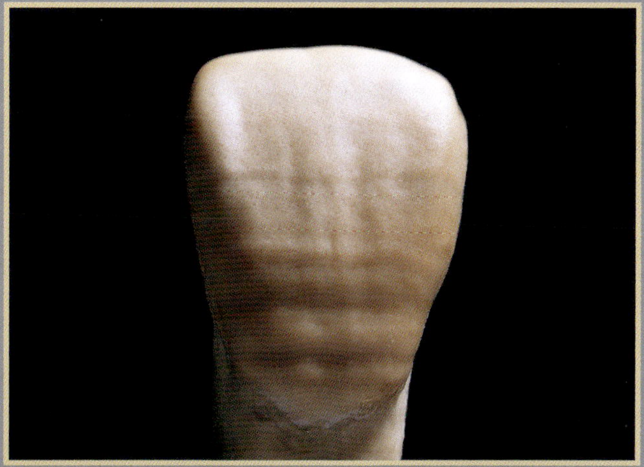

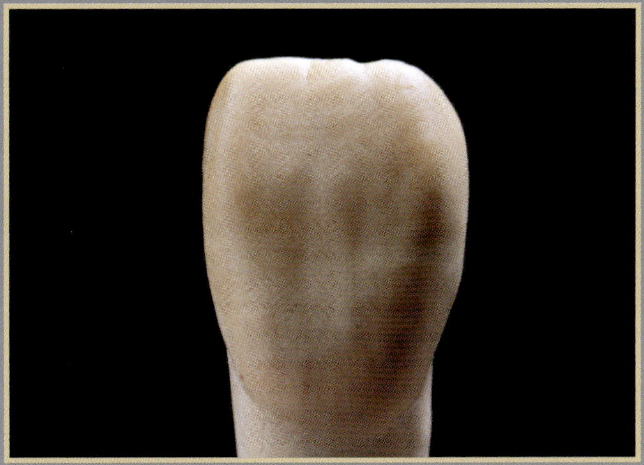

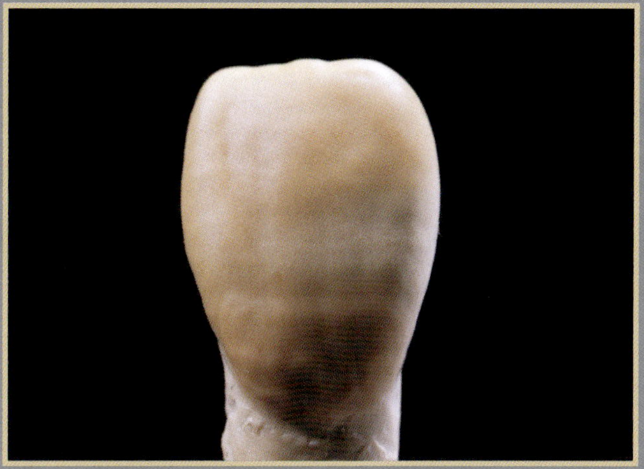

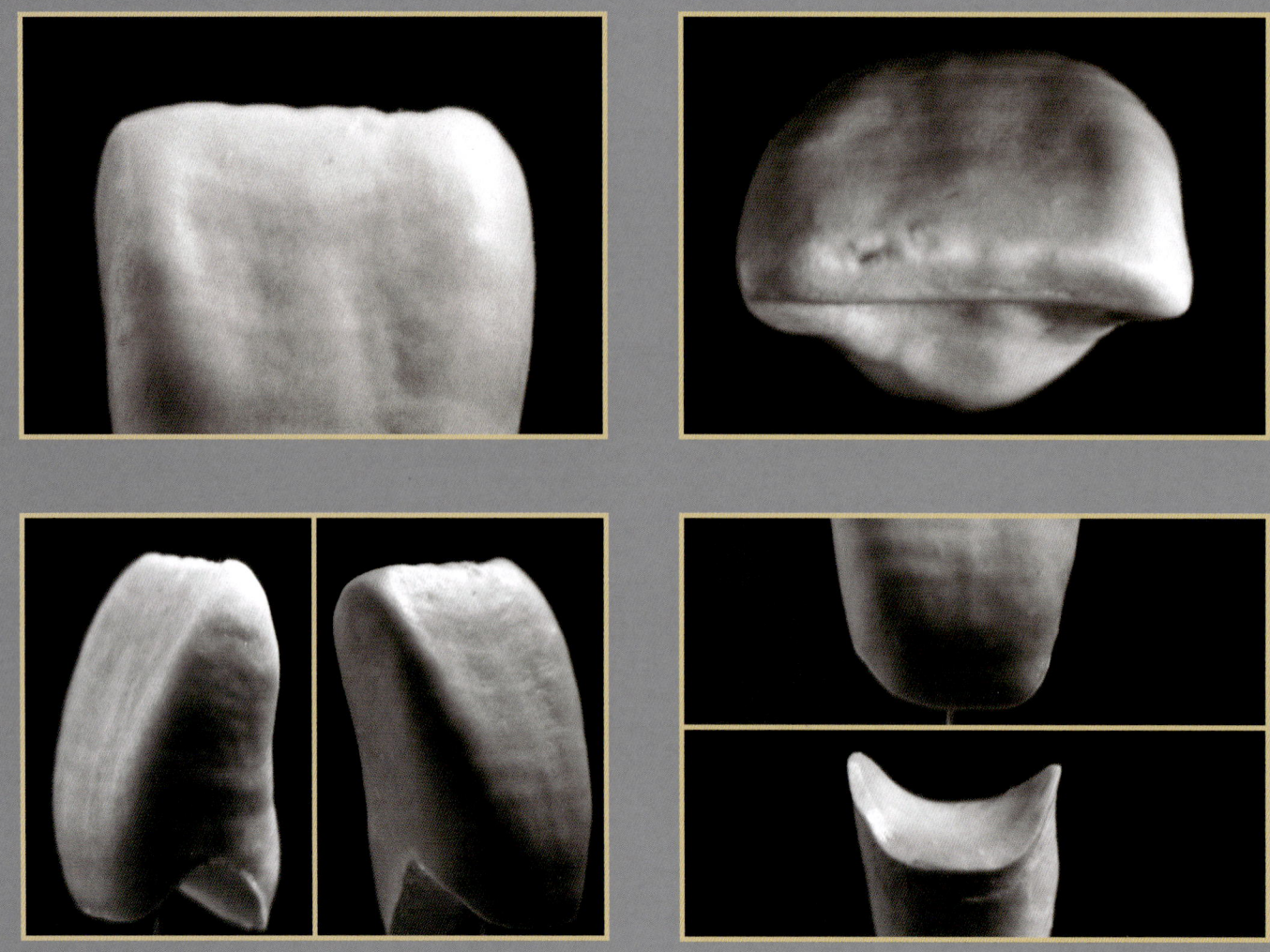

第一章-2　歯牙形態を形成する4ヵ所のピークポイント

稜線の走行による形態変化に加え、歯牙形態の決定要素に、
歯牙の各方面観によるピークポイントがある。

一つは、唇側面観で見られる歯冠幅径を決める切縁側、隅角部における最大豊隆部。
一つは、切縁隆線上で、近遠心唇側、舌側辺縁隆線（隣接移行面を伴った稜線）の交わる位置。
一つは、隣接面観で見られる唇側三面形成をなす近心面観と遠心面観で、辺縁隆線上に見られる2および3ヵ所の豊隆のピーク点。
一つは、セメント-エナメル境（CEJ）付近、もしくは支台歯形成面、歯頸線上でのライン上の隣接部に向かうカーブのピークポイント。

以上の4つのピークポイントがある。
歯牙形態は面の集合体であり、これらのピークポイントからなる形態がつながりをもち、
隆線の集合体として歯牙形態を形成している。

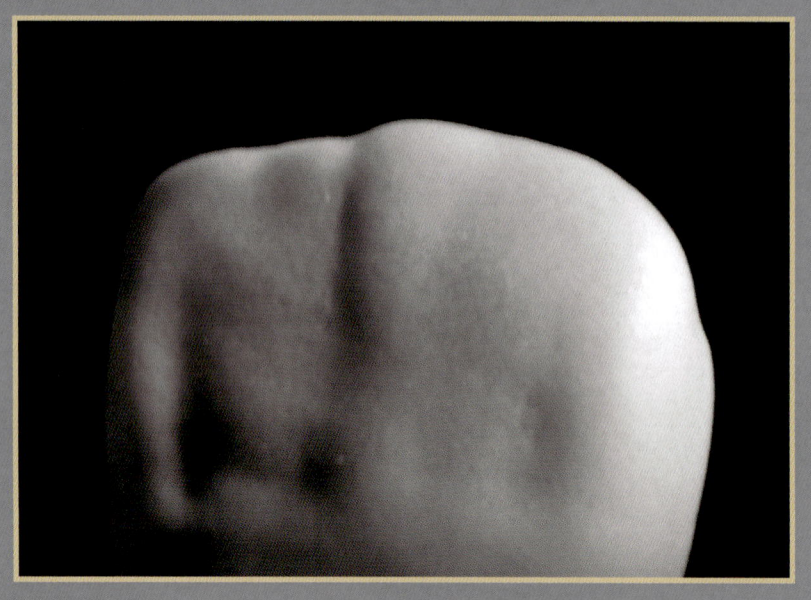
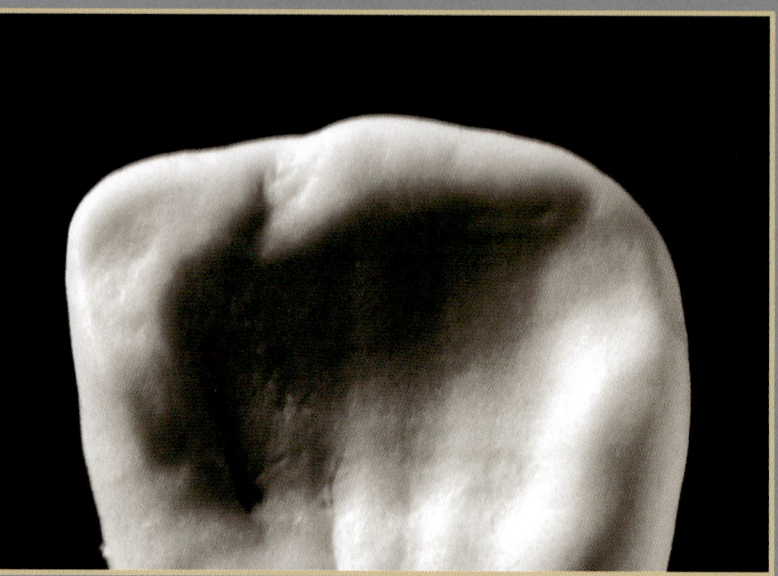
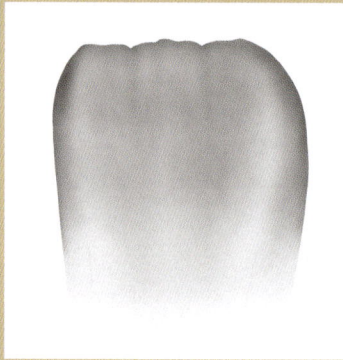

第一章-2-1 歯冠幅径における近遠心の最大豊隆の位置
（近遠心辺縁隆線での稜線上と
歯冠外形を作る隣接移行面での）

歯冠の最大幅径を決定している稜線上にあるピークポイントと、歯冠外形を作る隣接移行面上にあるピークポイントがある。
それらのポイントは近心遠心において、稜線上と隣接以降面状では、位置の違いが見られる。
これらのピークポイントより切縁方向に走る隣接移行面を伴った稜線と、第一章-2-2での切縁上での、唇側、舌側の隆線の交わる位置の違いにより、
さまざまな隅角表徴を作り、歯牙の形態変化を作る要因となるポイントである。

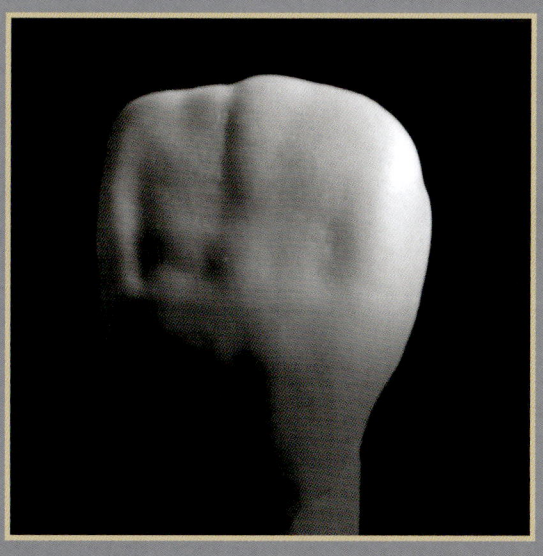

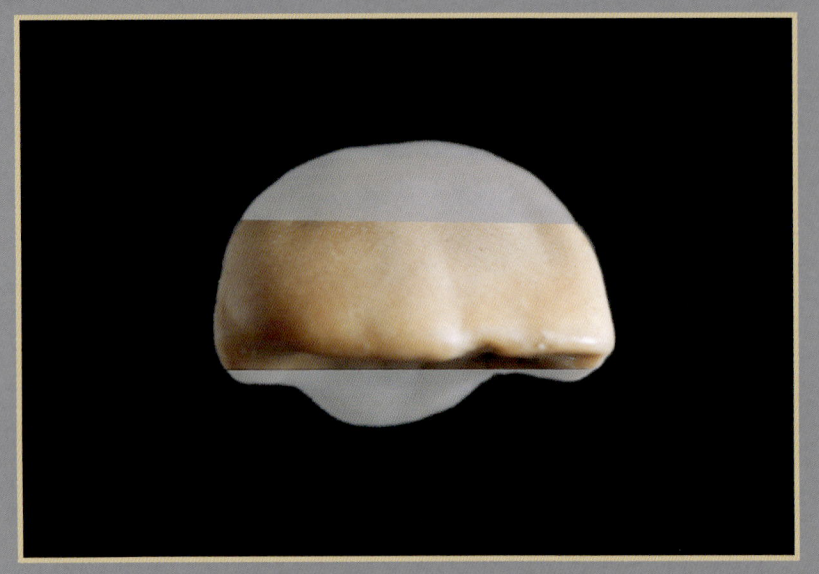
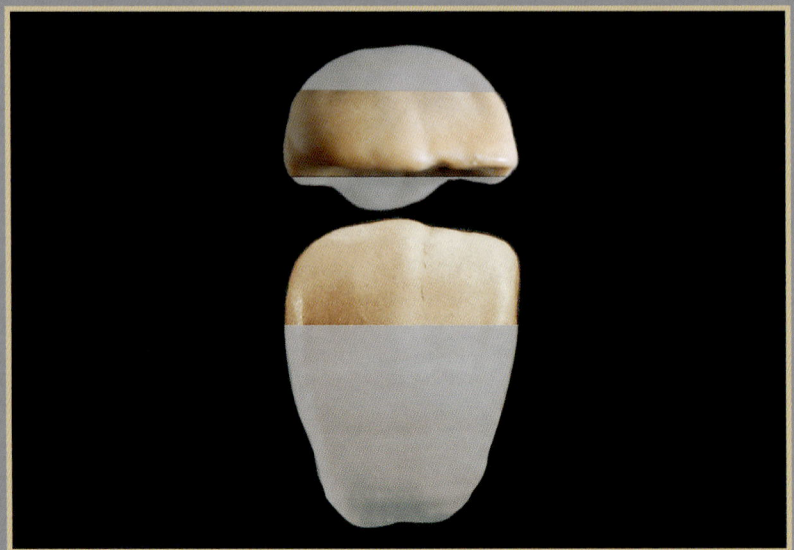
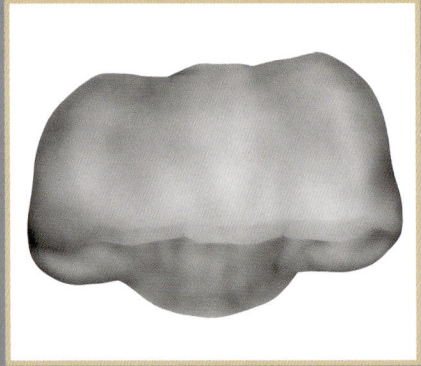

第一章-2-2 切縁隆線上での唇側面隆線（稜線）と舌側面隆線（稜線）の交わる位置

切縁観

形態変化の大きな特徴として、隅角表徴の違いがある。

その隅角表徴を決定する要素は、歯冠幅径における近遠心の最大豊隆の位置から切縁へ向かう隣接移行面を伴った稜線（唇側辺縁隆線）の走行と、

稜線と隣接移行面をもつ舌側辺縁隆線の切縁隆線上で交わる位置。

それら、唇側最大幅径部より、隆線の走行と、唇、舌の隆線の交わる位置の違いにより、隅角の形態が変化し近遠心の隅角表徴の変化、およびさまざまな歯牙形態の変化をなす要因となる。

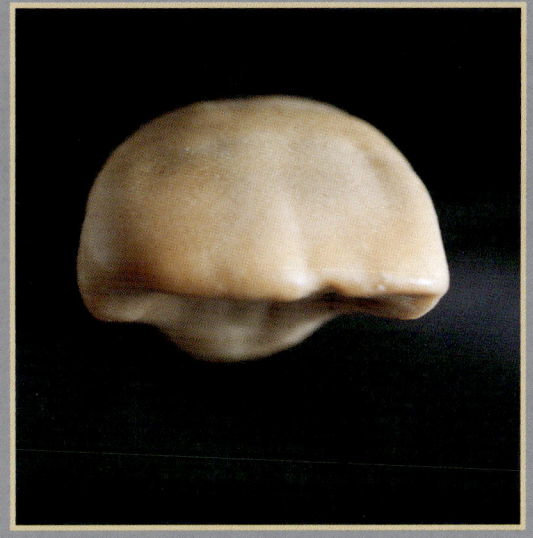

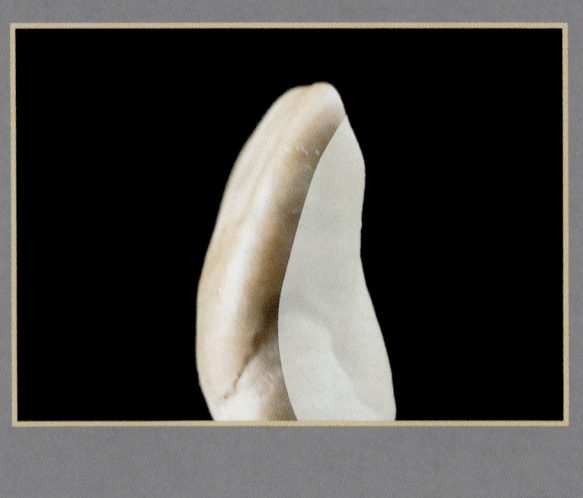
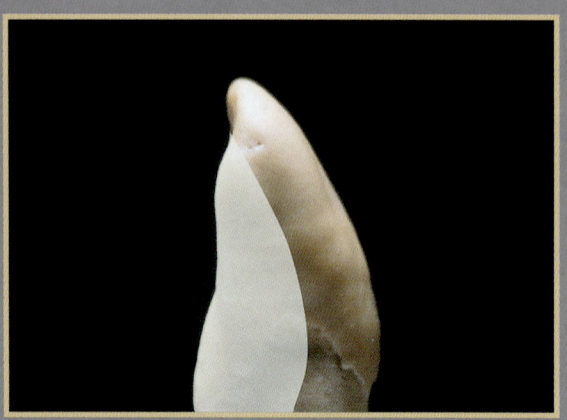
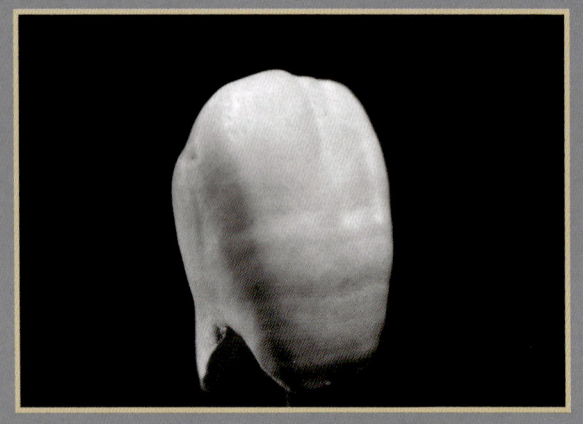
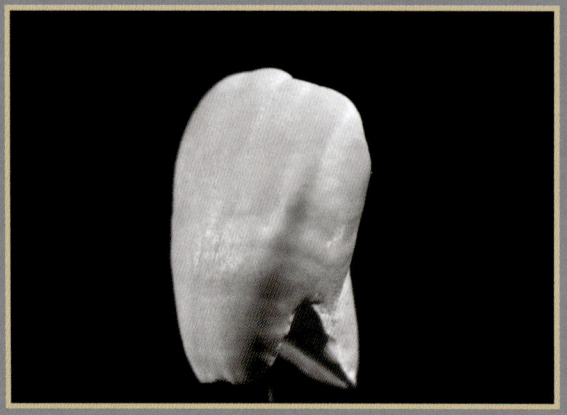
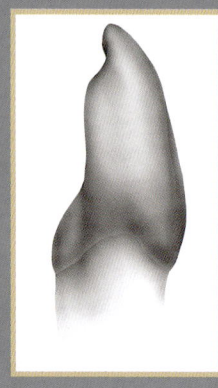

第一章-2-3　側方面観に見られる三面形成をなす
　　　　　　2あるいは3ヵ所の豊隆のピーク

歯牙を側方面から見ると、歯冠唇側面は最大3点の豊隆のピークをもつ。
近心面観と遠心面観においては、豊隆のピーク位置に違いが見られ、
同一面において、近心面で切縁側に、遠心面で歯頸側に位置のずれが見られる。
この豊隆の位置の違いが歯冠部のねじれの形態を形成し、近遠心で同一平行面にピークが位置する歯牙は、ねじれの小さい歯牙形態となる。
切縁側での豊隆の位置、歯頸部側での豊隆の位置、切縁、歯頸線を結んだ面のラインが唇側三面形成をなし、形態変化につながる。

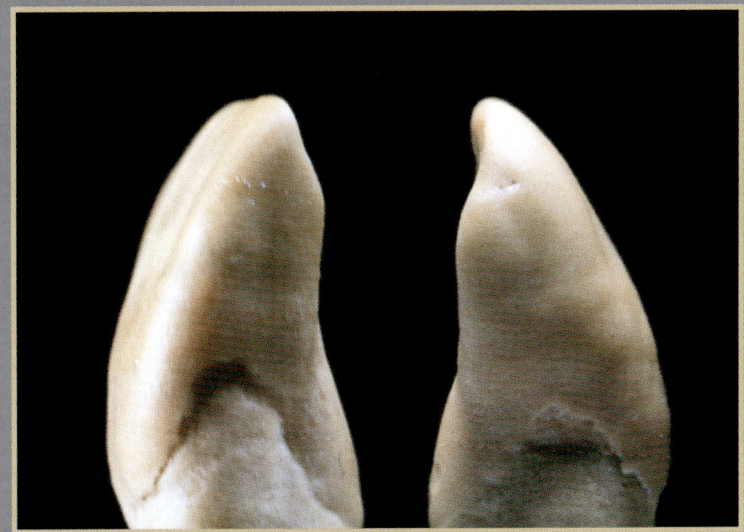

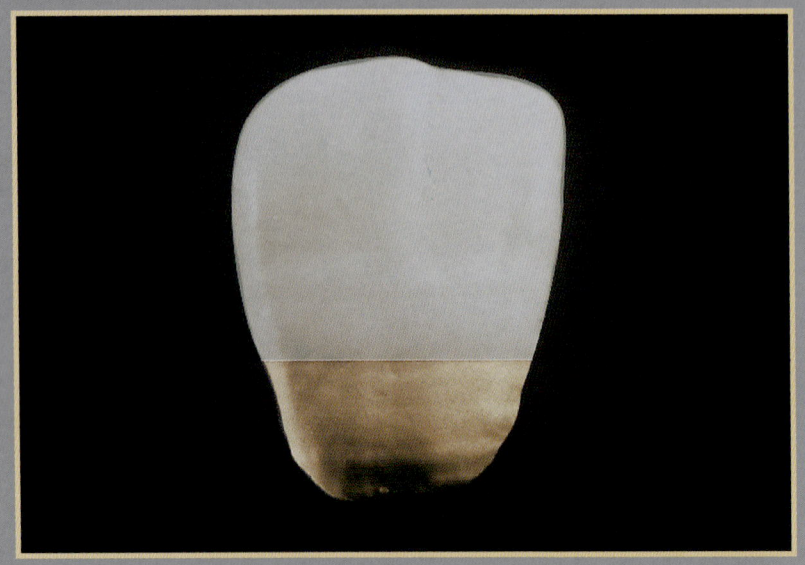
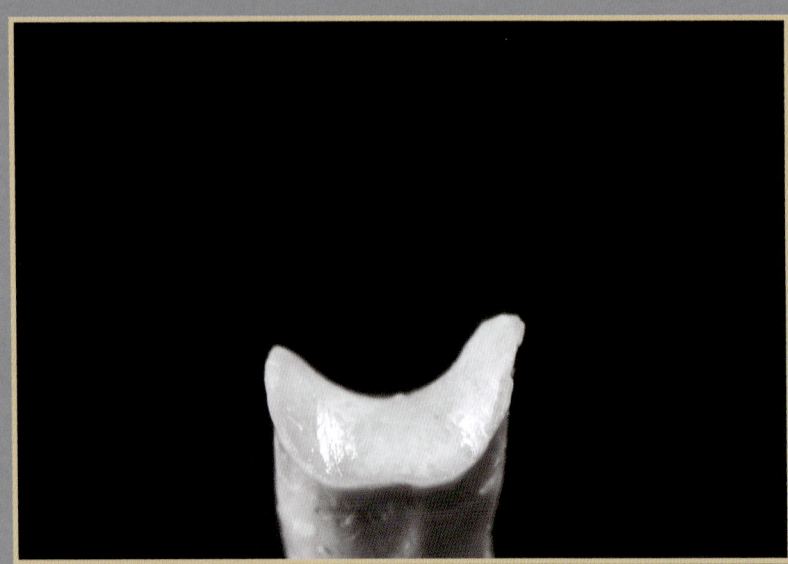
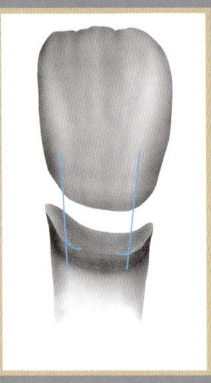

第一章-2-4 セメント-エナメル境（CEJ）付近の歯間部と歯根部の断面に見られる、ライン上の隣接移行面に向かうピークポイント（支台歯形成面マージンラインから見る、隆線・稜線・隣接移行面の位置および走行関係）

セメント-エナメル境（CEJ）付近の断面形態は、歯牙形態の決定要素が含まれているたいせつな部分である。

切縁側の形態は、切縁隆線での唇舌辺縁隆線のつながり・最大豊隆位置・隣接移行面幅などにより隅角表徴が決まり、形態変化が作られる。

歯頸部側での歯冠形態は、このCEJ付近（支台歯形成面、マージンライン）での歯冠側部と歯根側部の断面部に決定要素がある。

CEJの断面（マージンライン）を観察すると、

近心および遠心の隣接に向かう唇側ライン上で、ピークを伴ったカーブがある。

そのカーブのピークは緩やかなものから、強い曲がりのピークをもつものさまざまであるが、必ずピークを見ることができる。

そのピーク点もしくは若干のエリアの位置が、唇側近遠心隆線の稜線の立ち上がり位置であり、切縁側からは稜線のたどりつく位置である。

さらに、カーブのピーク点から近遠心の最大幅径の位置までのエリアが、隣接移行面幅・移行面形態をなす部分である。

平均的に近心側は、ピークからの角度が強く面幅は狭い。

遠心側はピークからの角度は緩やかで、面幅は近心と比較し広い傾向にある。

ピーク点を結ぶラインの形状・ピーク点間の距離・ピーク点から近遠心の最大幅径までの距離・角度などの変化を読み取ることで、歯頸部での形態を見ることができる。

ここで見る歯頸部の形態と、隅角表徴を含む切縁での形態を、つなげることで、歯牙形態を見ることができる。

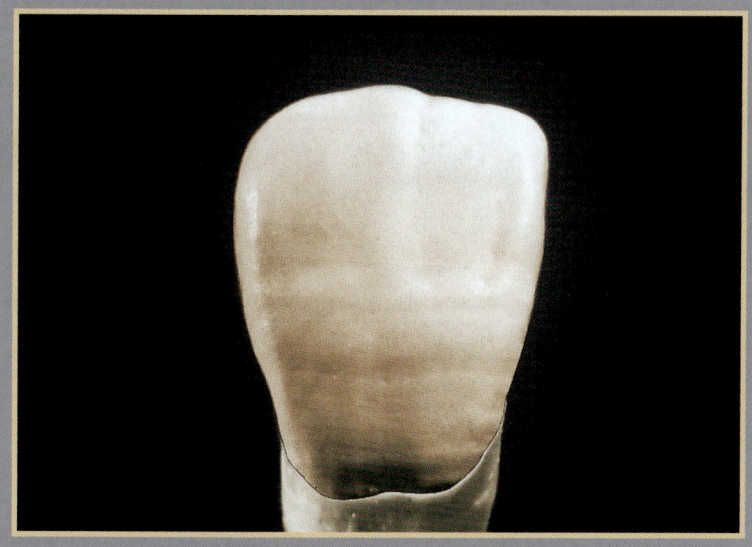

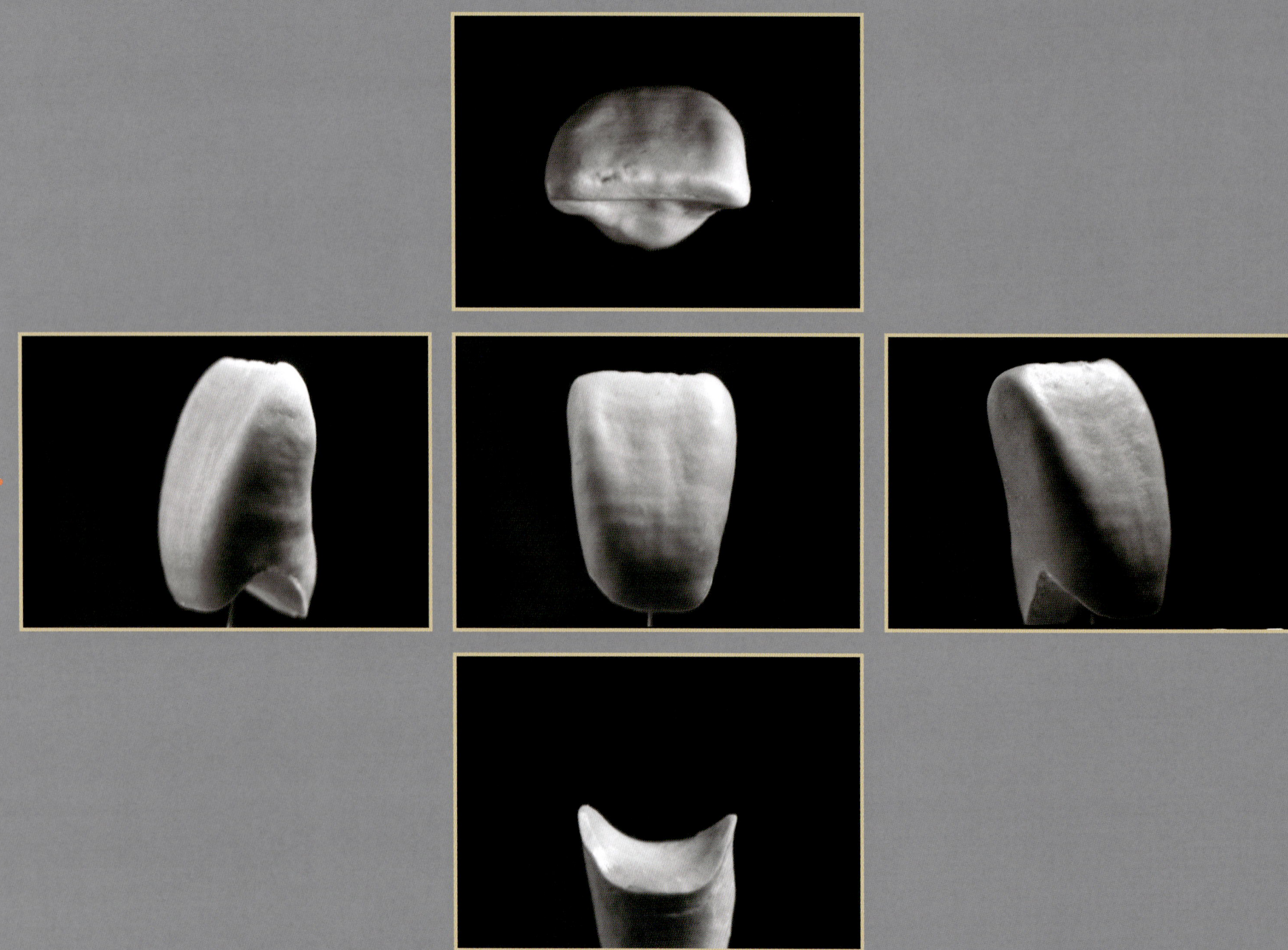

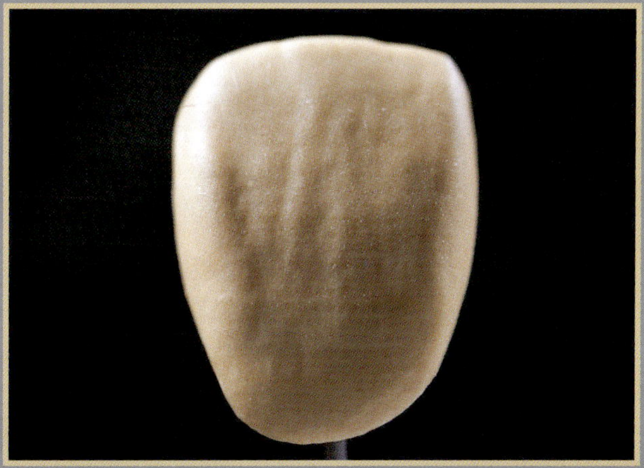

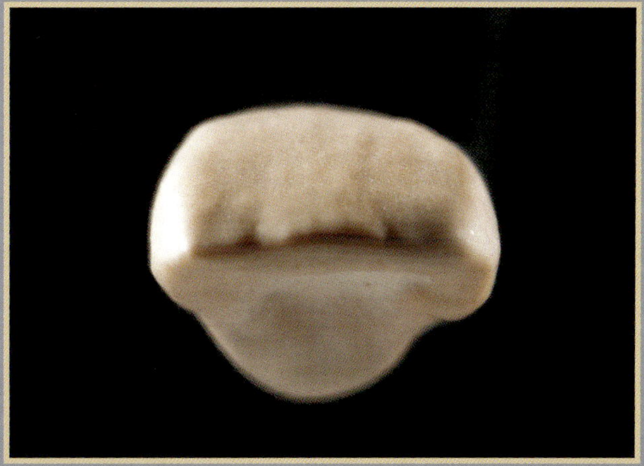

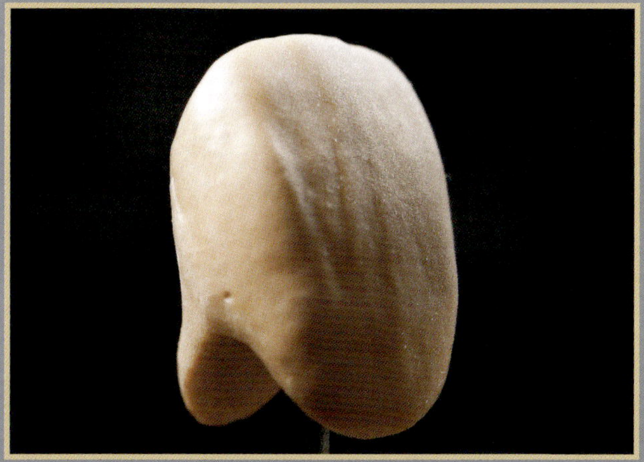

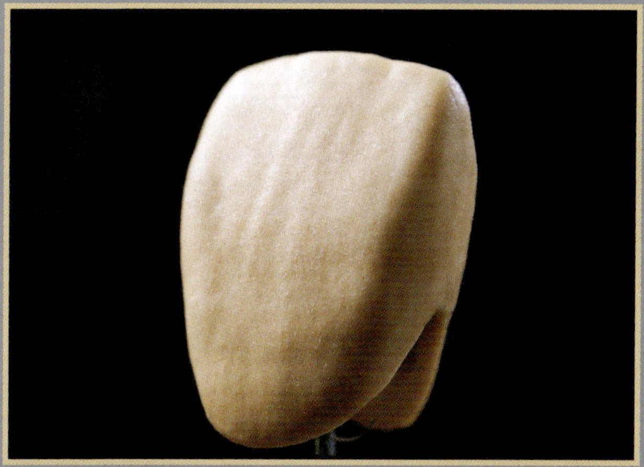

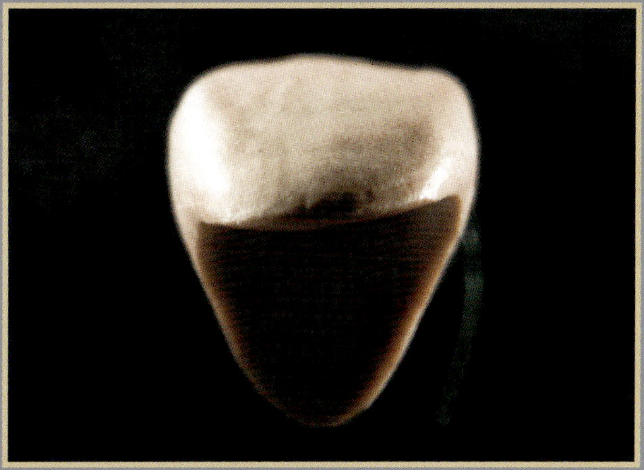

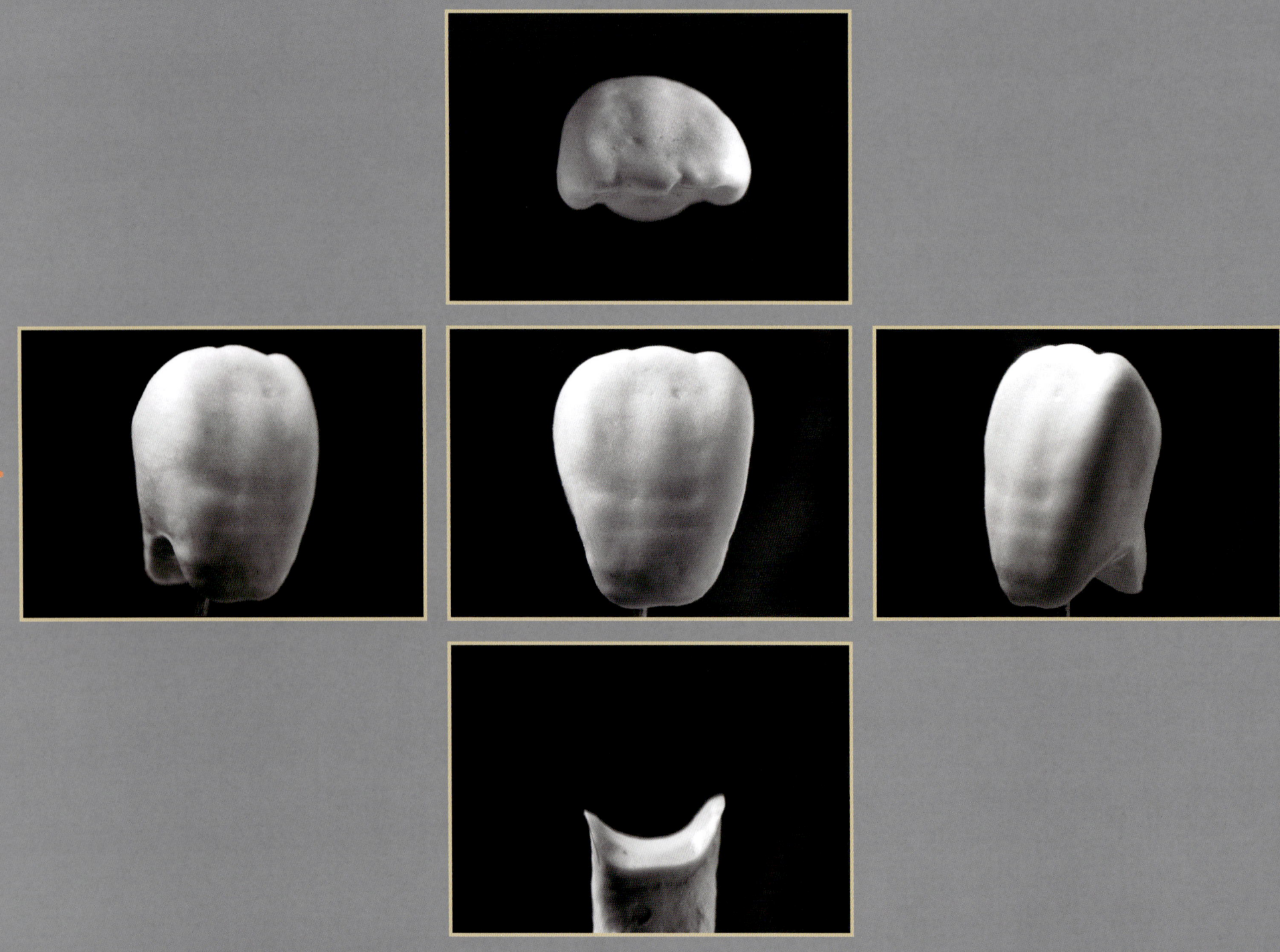

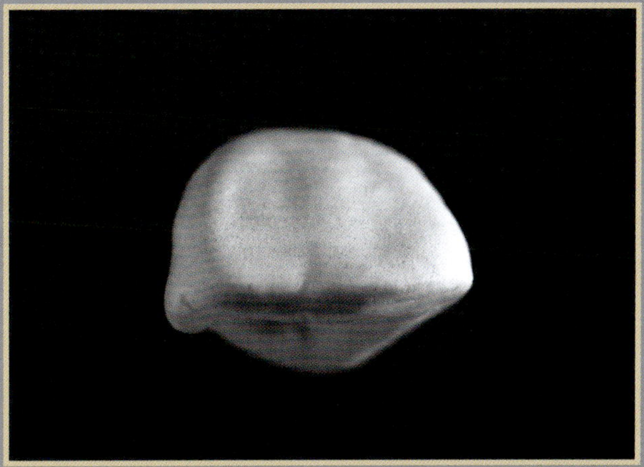

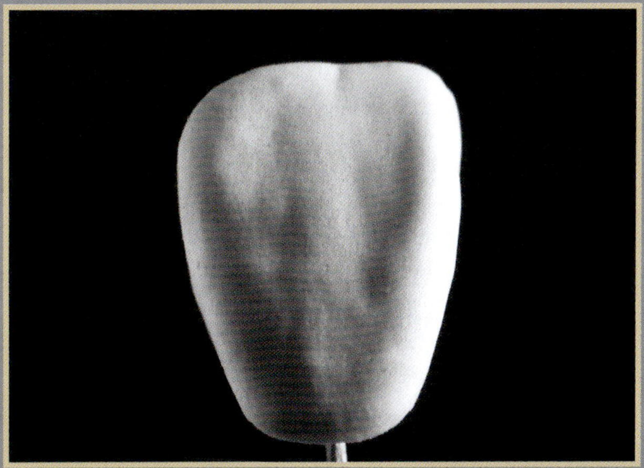

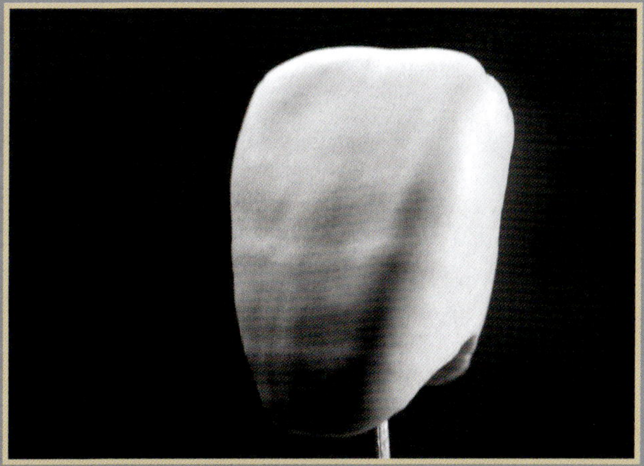

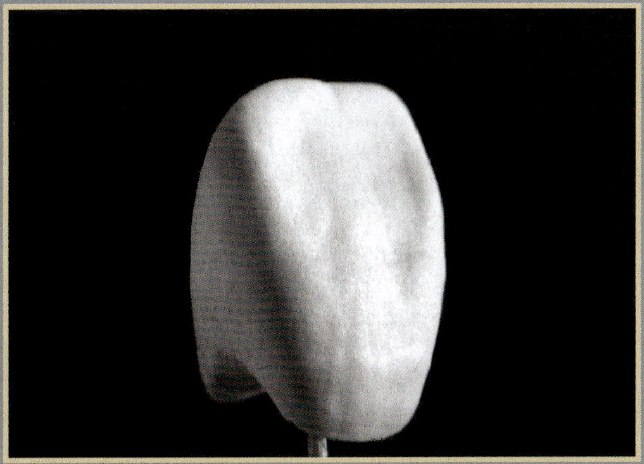

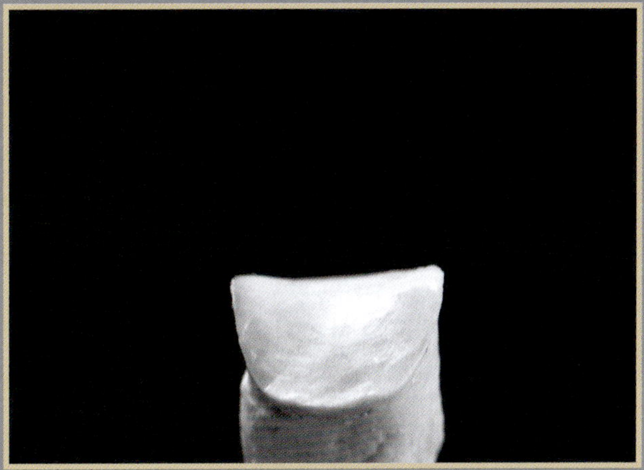

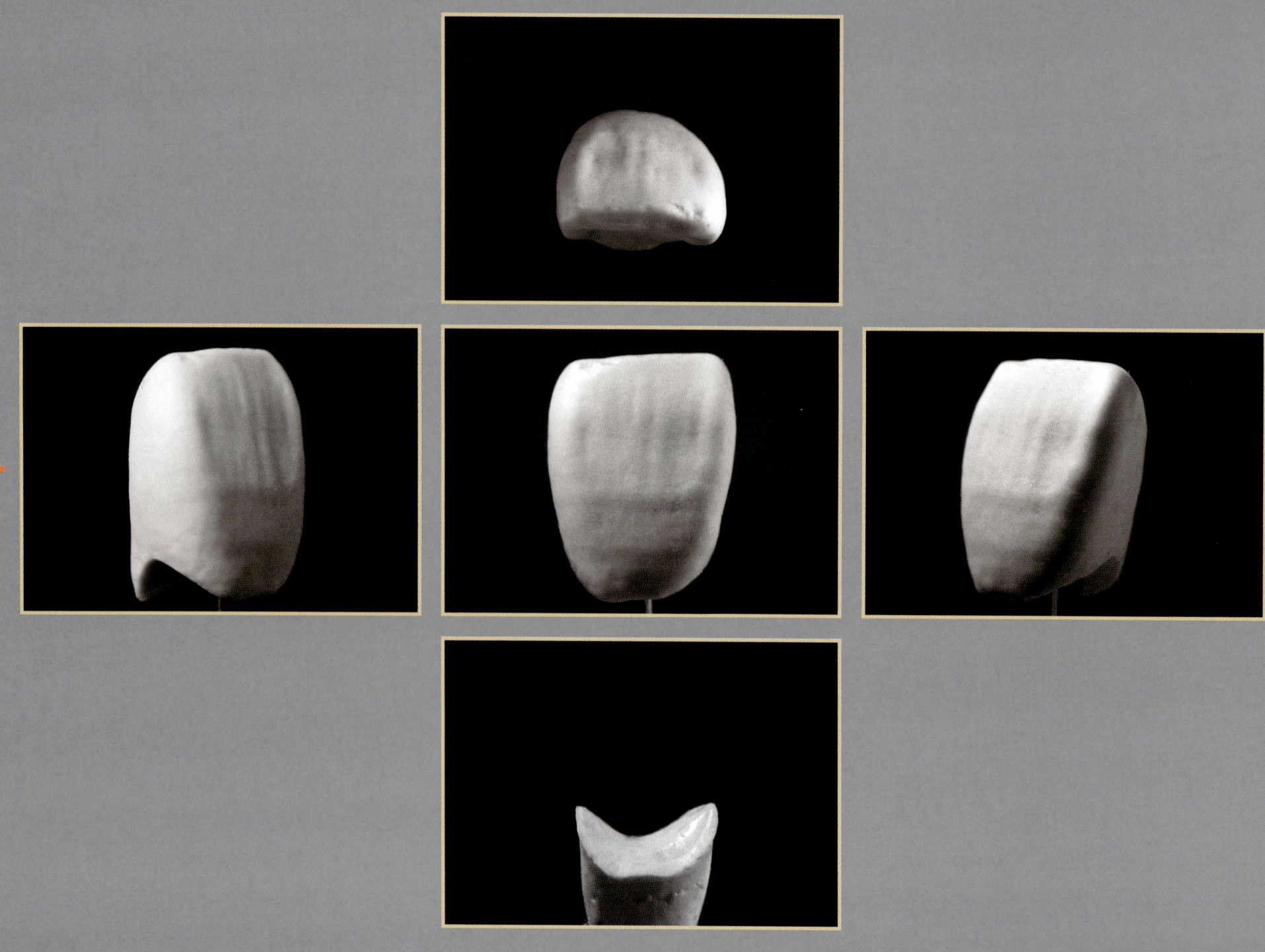

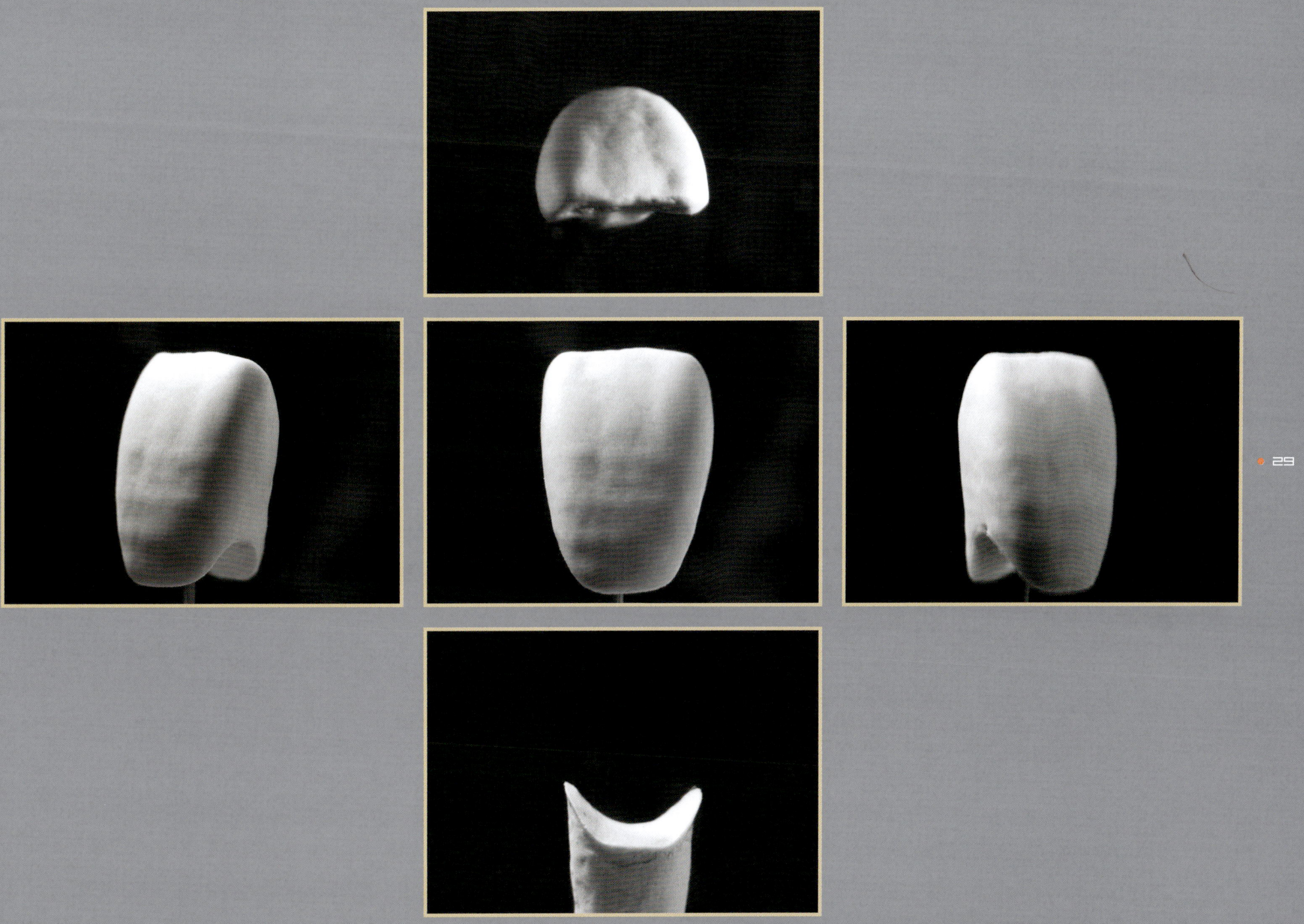

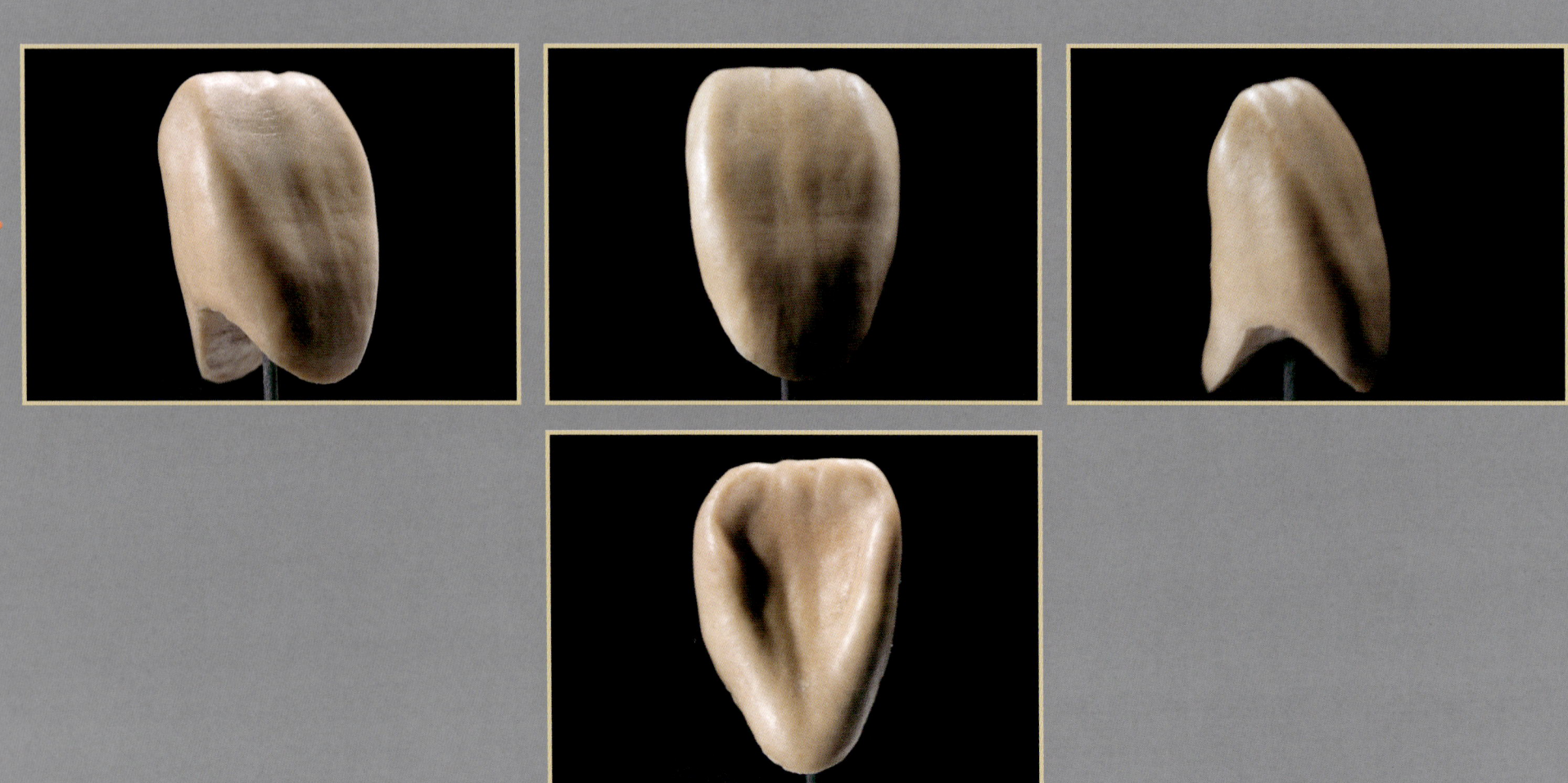

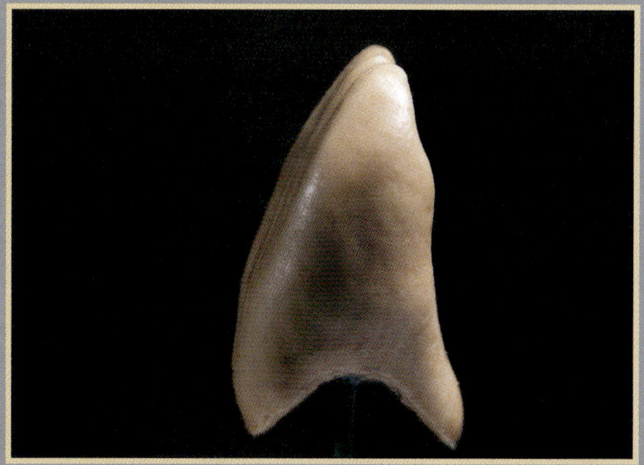

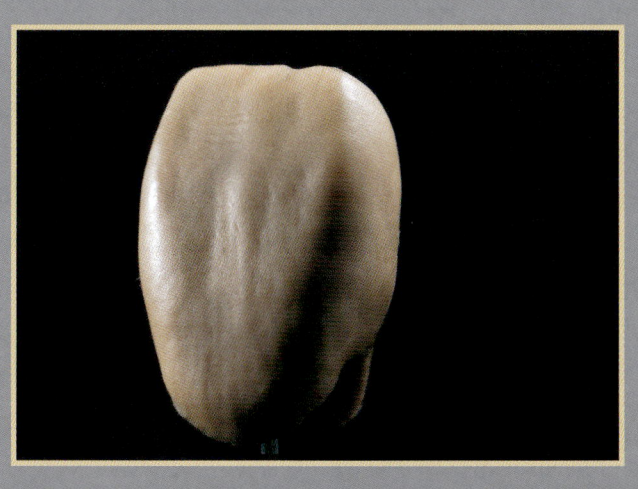
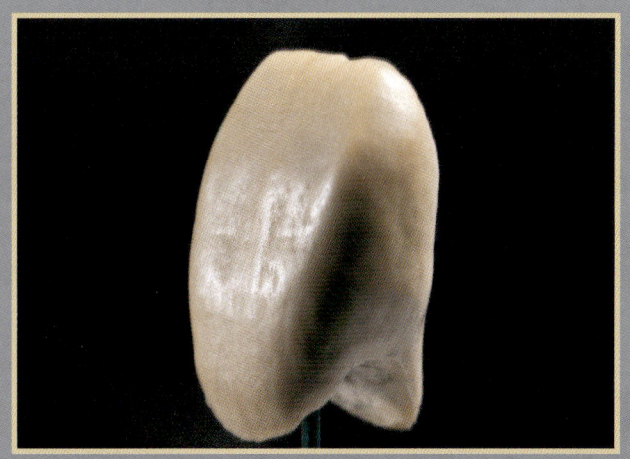
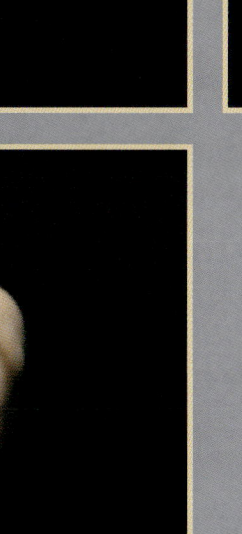
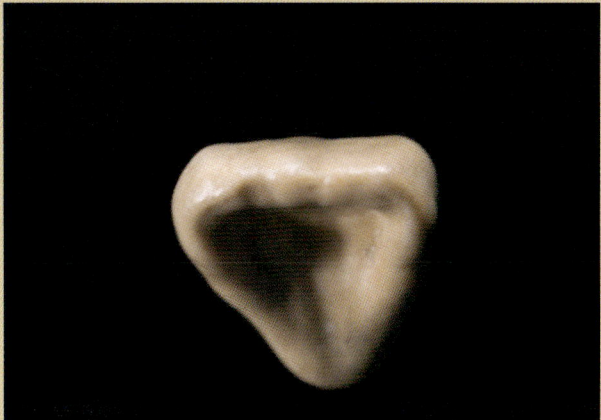

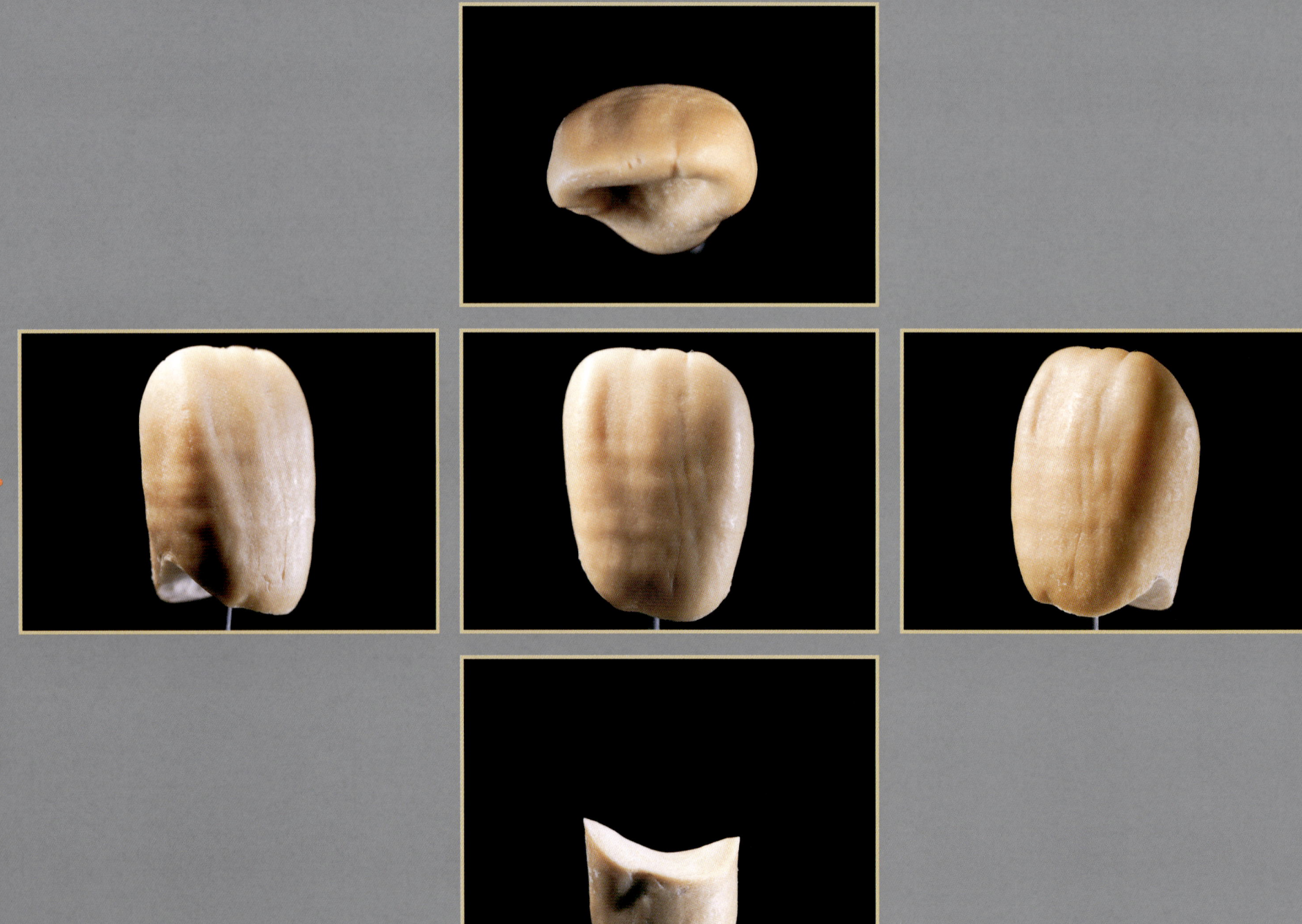

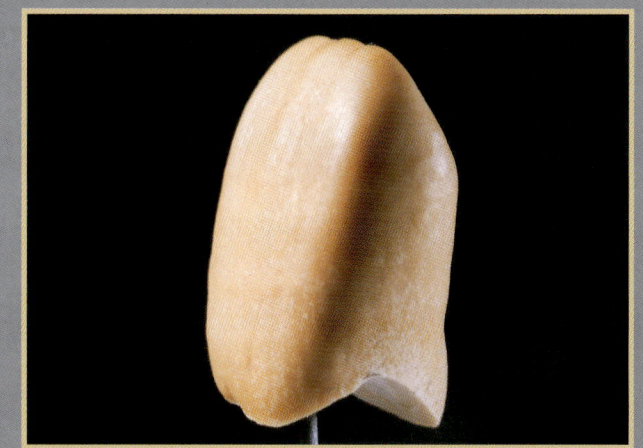
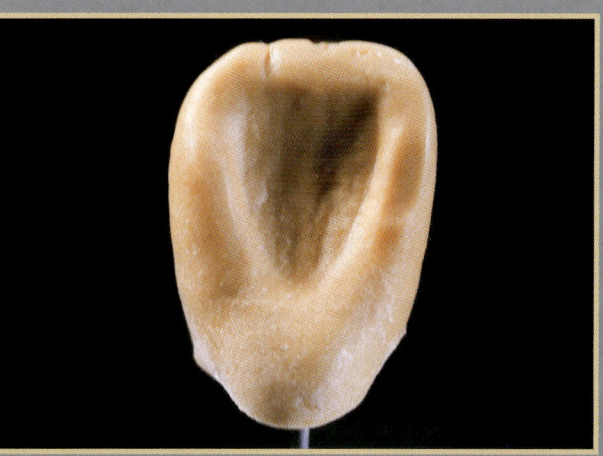
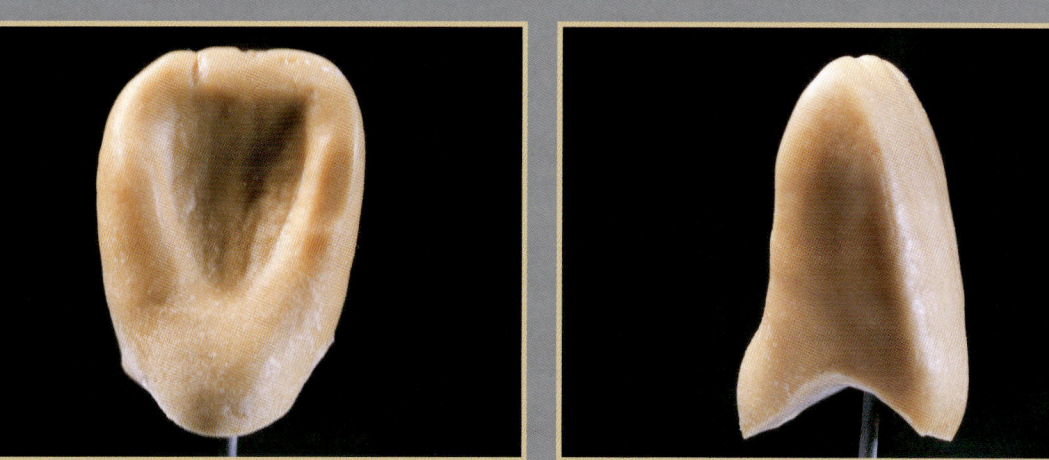

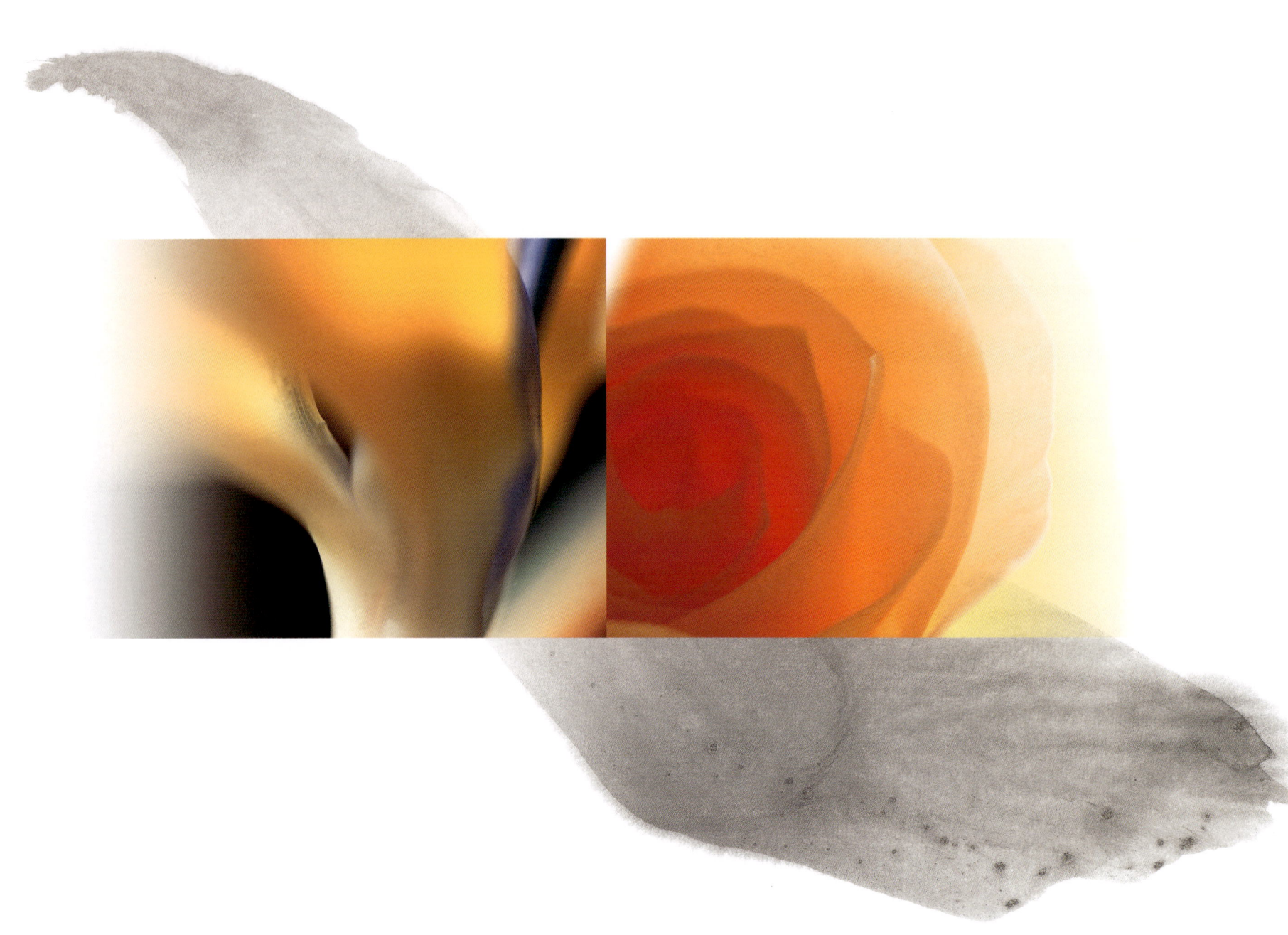

第二章　天然歯色彩

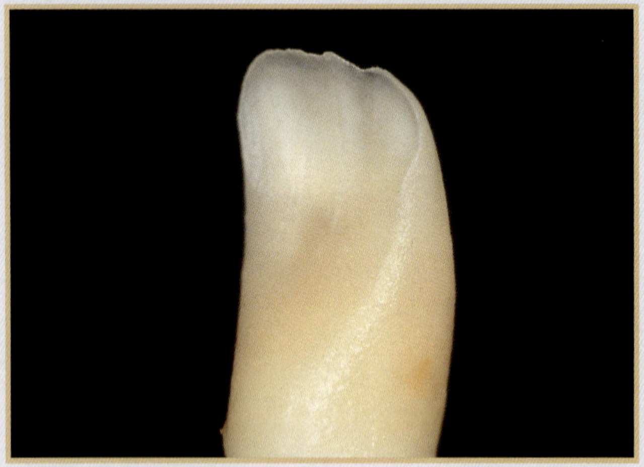
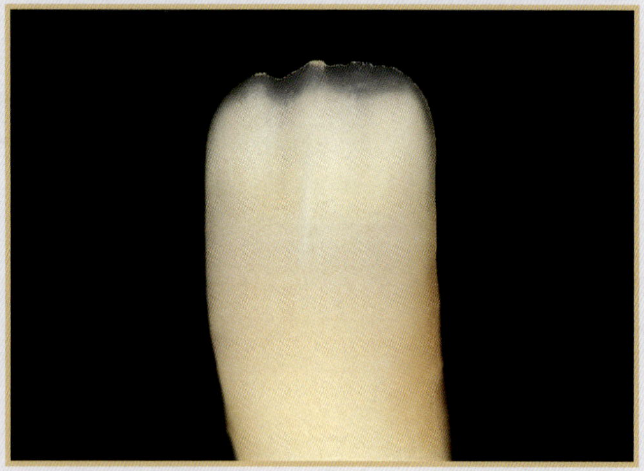
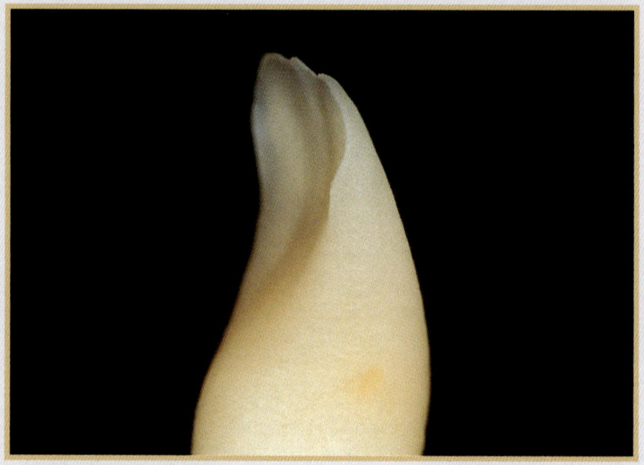

第二章-1 天然歯の色彩を構成する
象牙質とエナメル質の層構成と層形態

天然歯の色彩は、彩度および透明感にグラデーションがある。

グラデーションのある天然歯の色彩変化は、拡散透過特性をもつ象牙質と正透過特性をもつエナメル質の、まったく違った光透過特性をもつ二層構成からなり、色相と彩度は象牙質から作られ、色相をもつ透明感はエナメル質から作られる。

エナメル質は、半透明層と透明層の重なりあった斜層構造をもち、その透明感は隣接方向に明るく、透明度は弱く移行的な変化が見られる。

ほぼ均一な厚みのエナメル質に覆われ、歯冠外形を縮小した形態をなす象牙質は、切縁側で非常に薄い不透明層を有し、シャープな形態をなす。そしてその先端部に強い透明層が存在する。この透明層にも、先端がもっとも透明感が強い、透明感のグラデーションが見られる。

天然歯の色彩は、半透明層（whitish translucency）と透明層（transparent）の二つの斜層構造をもつエナメル質と、その中心部切縁側に不透明層、先端部に強い透明層をもつ象牙質からなる。この象牙質切縁中心部にある不透明層は、エナメル質のもつオパール効果とも強いかかわりをもつ。

切縁部において入射した光は、歯冠を通り抜ける光と、象牙質不透明層にはね返される光が発生する。通り抜ける光は、面反射光として青みのある色と見える。不透明層にはね返された光は透過光となり、エナメル質を透過し、光の散乱現象により起こるオパール効果をともない、オレンジみを帯びた色が見える。

また天然歯の色彩は、ある一定の色相をしていると考えていい。

彩度と色相を構成する象牙質に、移行的なグラデーションがある。唇舌径のもっとも厚い歯頸部と隣接部において彩度は高く、切縁方向に移行するにつれて唇舌径は薄くなり彩度も弱くなる。

一方、明度と透明感（透明度）は、エナメル質が構成している。

エナメル質の透明感は無色透明ではなく、白もしくはイエロー、オレンジ、グレーなどの弱い色相をもった透明もしくは半透明な層である。

天然歯の色彩は、透明層と半透明層の斜層構造をもち、透過光でオレンジに光り、反射光は青く見える。Opalescence（乳白光）をもつエナメル層が、切縁側に不透明層、その先端に透明層を有し彩度を構成する象牙質を、ほぼ均一な厚みで覆う。これらの天然歯の層構成が、天然歯の色彩を構成している。

Central incisor

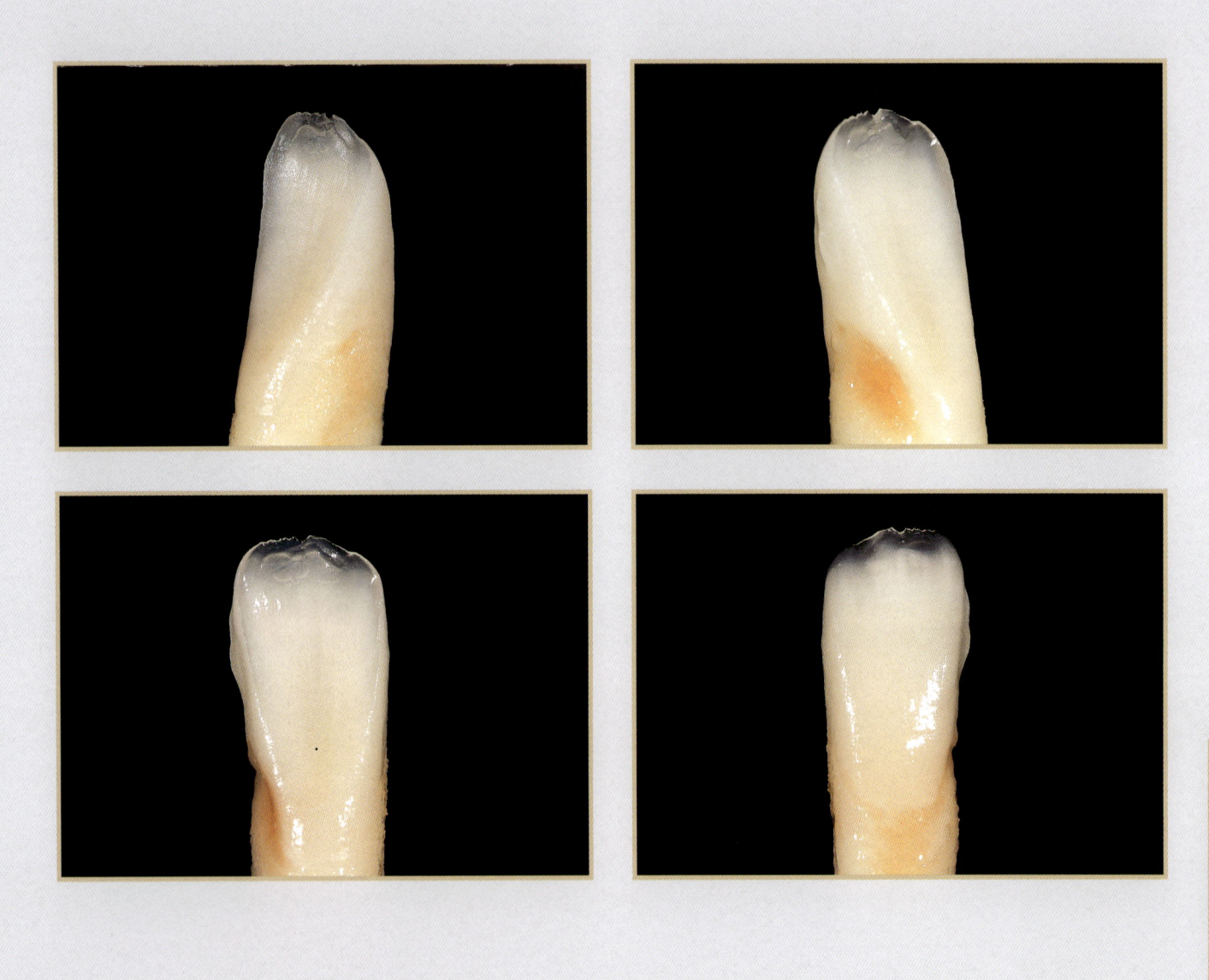

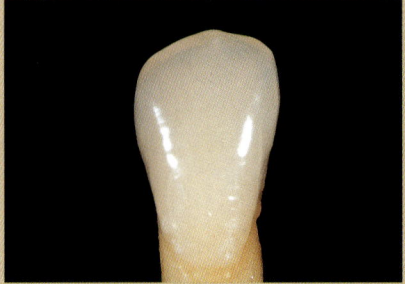

lateral incisor

39

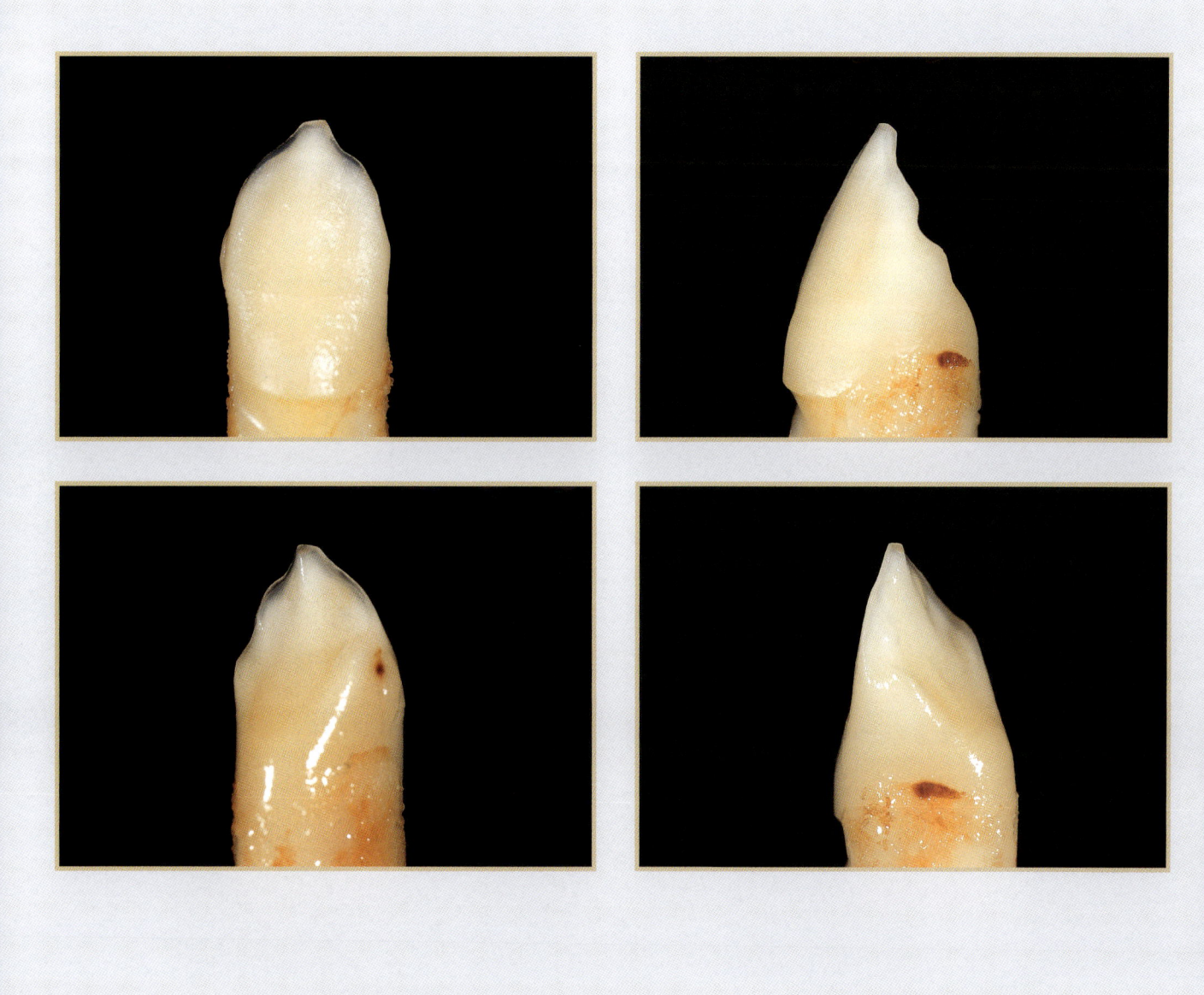

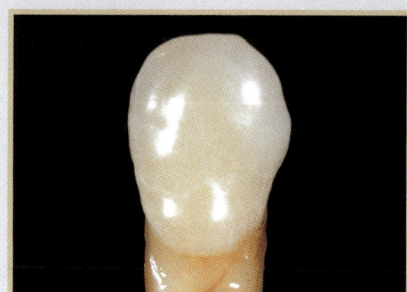

Canine

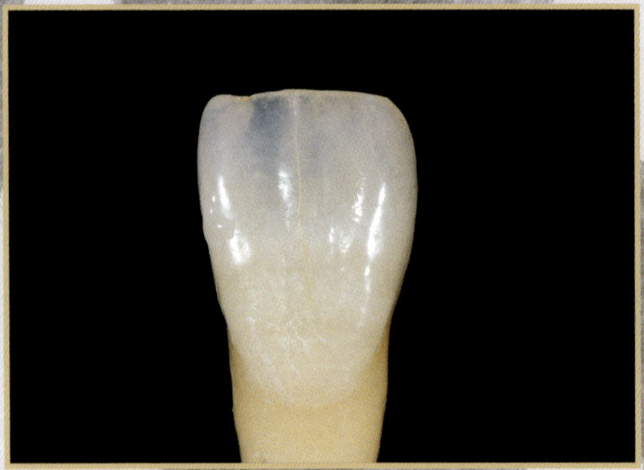

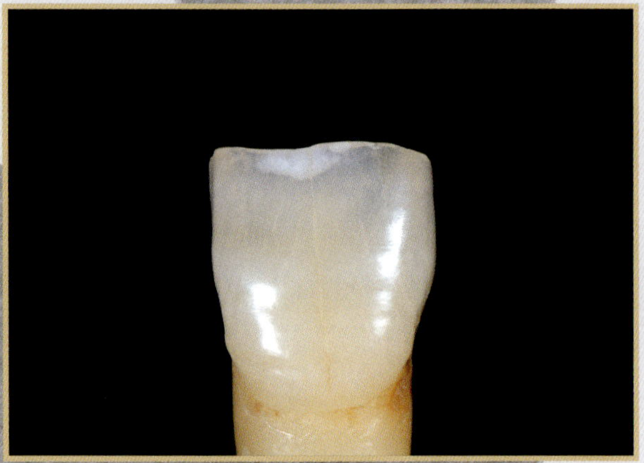

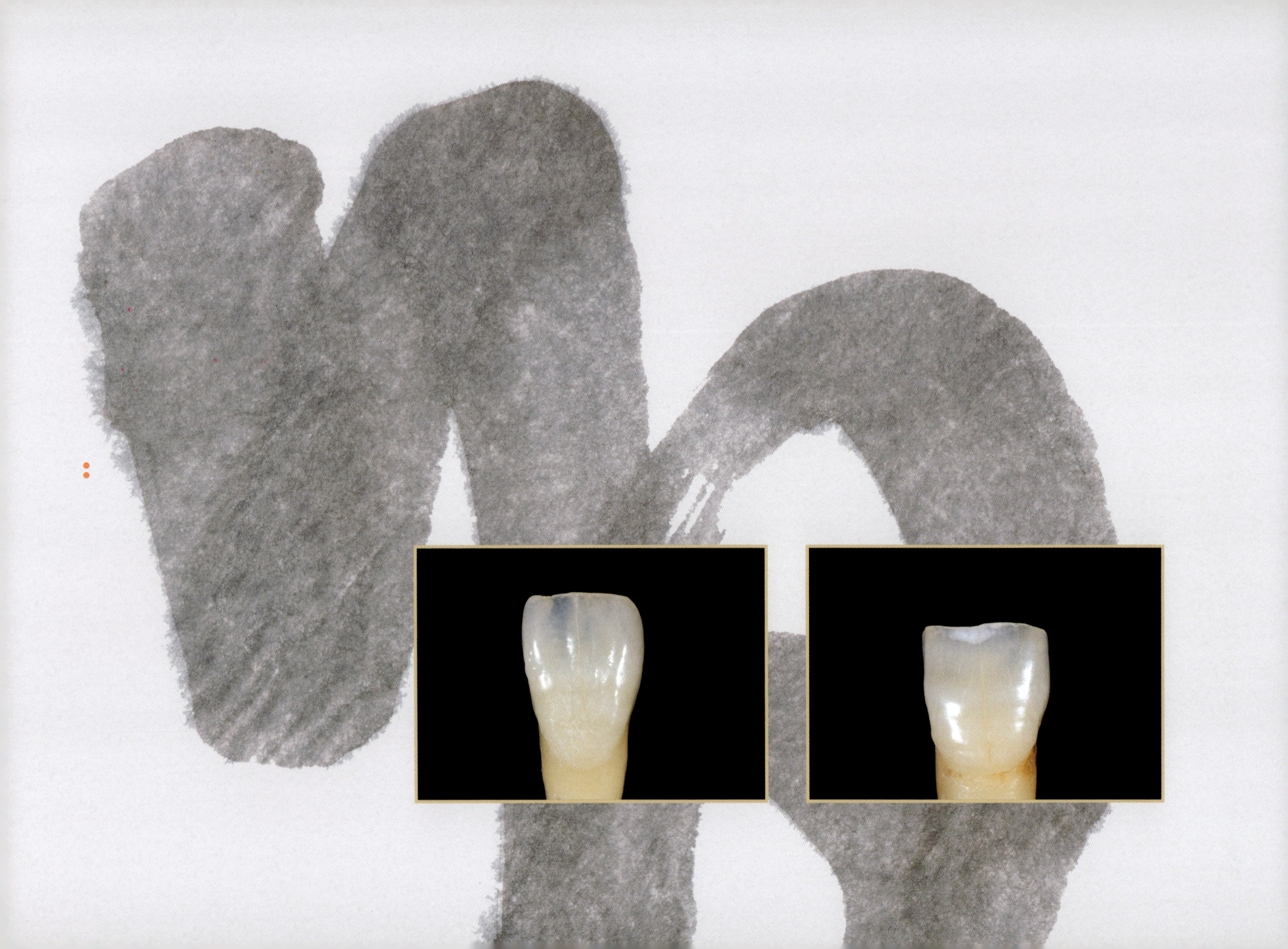

第二章-2　エナメル質、象牙質の不思議

象牙質には、コラーゲン繊維（有機質）にアパタイト結晶が密に付着した1〜3μmの象牙細管が、エナメル質に向かって放射線状に走っている。エナメル質には、ハイドロキシアパタイト・リン酸カルシウム結晶からなるエナメル小柱があり、そのエナメル質がほぼ均一な厚みで、象牙質を包んでいる。

エナメル質は、半透明層と透明層の重なりあった斜層構造をもち、ほぼ均一な厚みで象牙質を覆う層である。
その層の大半は、厚み・長さ・幅の不均一な層構成をした半透明（whitish translucency）層で、その不均一な半透明層に挟まれる形で、透明層（transparent）が存在する。この層も、不均一な間隔・厚みで、半透明層に挟まれる状態で斜層構造を構成する。
正透過光特性をもつエナメル質と、放射線状に走る細管構造をもち、拡散透過光特性をもつ象牙質の、まったく違った構造をもつ二層構造から、天然歯の色彩は構成される。このような不規則な幅・厚みで、透過性の異なる層の重なり合いからなるエナメル層をもつ天然歯の色調は、光の入射条件（角度）の違いにより、透明感および明度に見え方の違いが生じると考えられる。

歯頸部側から見る透明感は、半透明な壁面に当たる光を見ることから、透明感はやや弱く、明度は高く見えるはずである。逆方向の切縁側から見る透明感は、半透明な壁面に当たる光ではあるが、透明（transparent）と半透明の間の抜ける光も同時に見ることになり、透明感は強く、明度はやや低く見えるはずである。

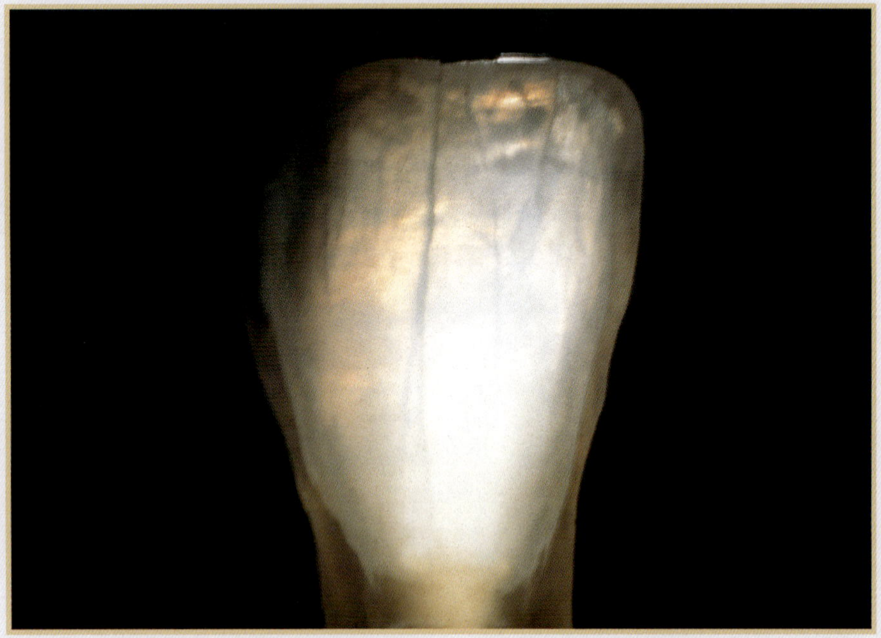

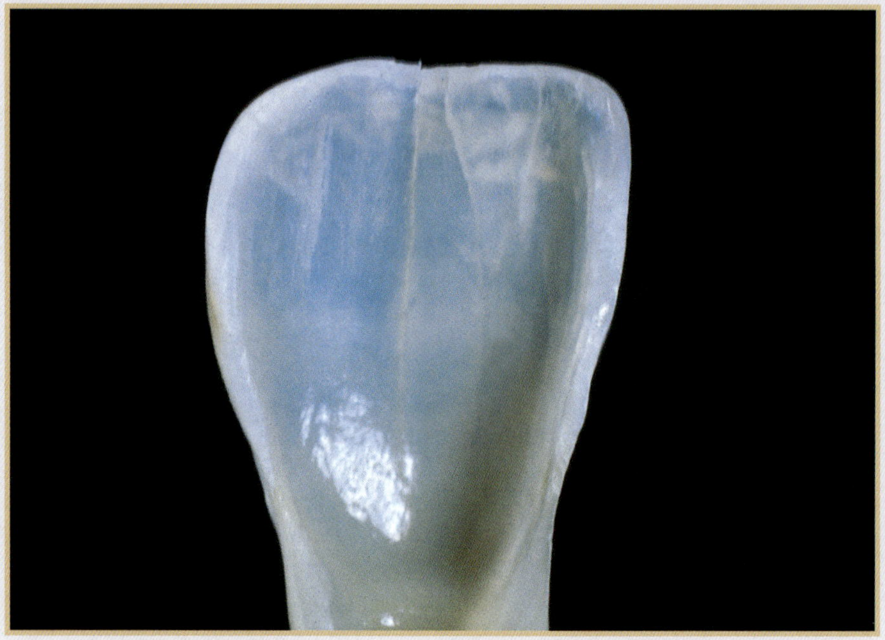

43

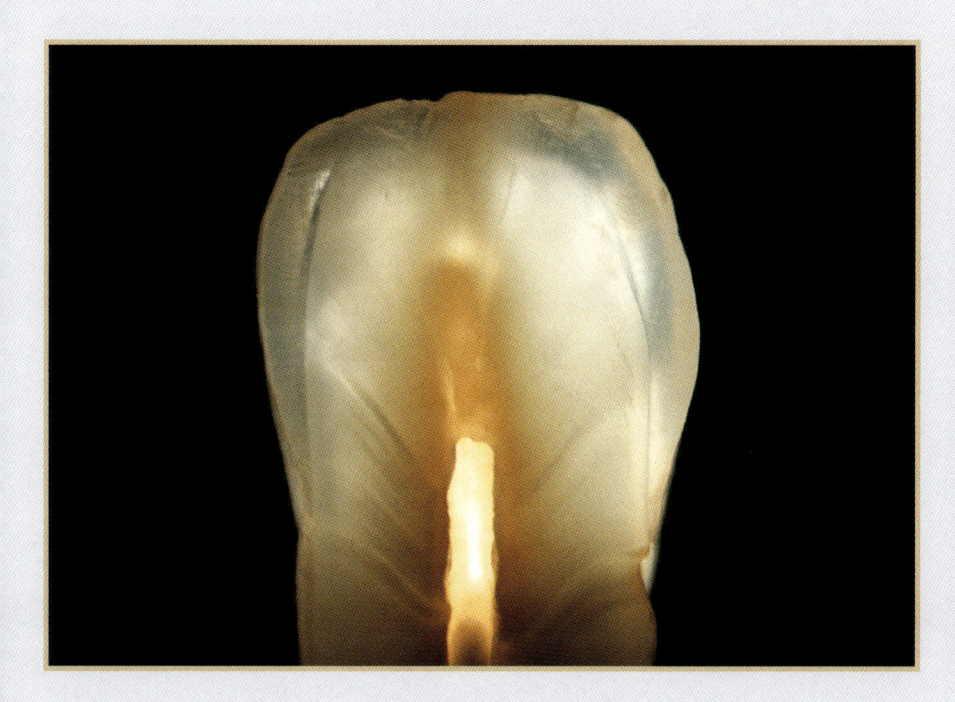

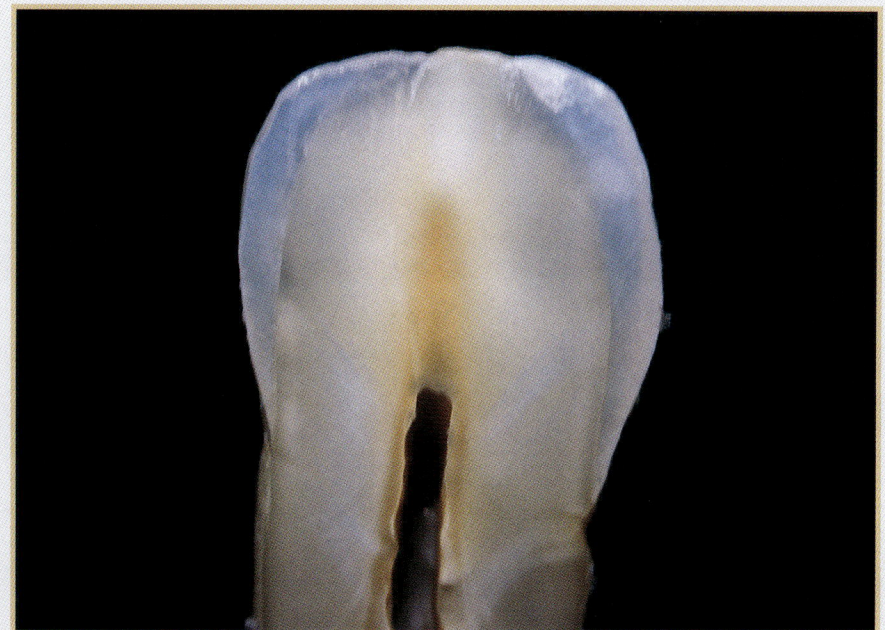

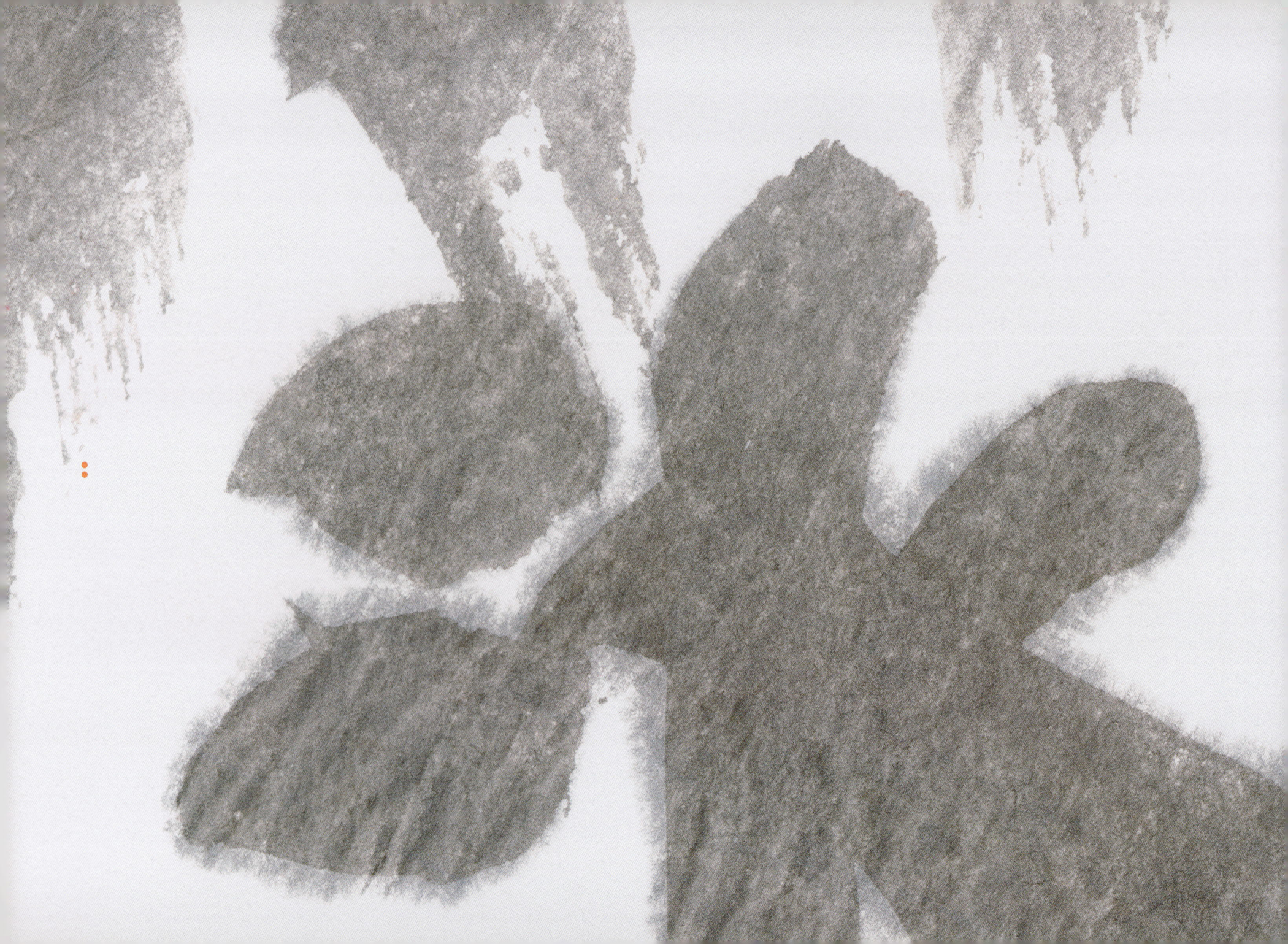

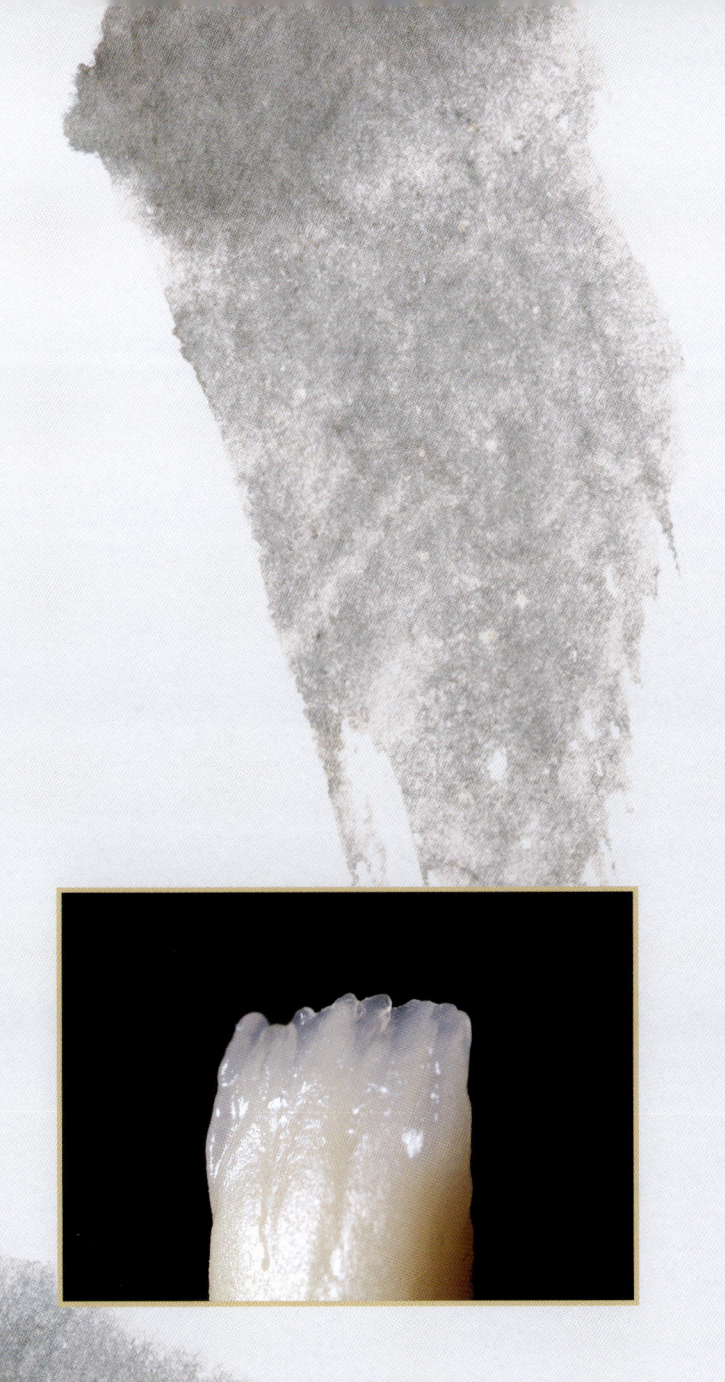

第二章-3　セラミッククラウンにおける色彩表現

色彩表現でもっともたいせつなことは、天然歯の象牙質とエナメル質の層構成および形態を再現し、彩度および透明感に移行的な変化・グラデーションのある色彩を表現することである。

歯牙の歯頸部と切縁部では、異なった透明感の表現が必要である。

歯頸部では唇側面で赤みのある透明感、隣接部でオレンジ系の深みのある透明感の表現が必要である。

切縁部では、象牙質層において切縁マメロン形態の変化も含め、透明層、半透明層、不透明層の絡み合った、グラデーションのある、色彩（透明感）の表現が必要である。

天然歯の彩度表現においては、歯頸部側、隣接部がもっとも強く、歯頸部から切縁方向へ弱く移行的に変化する色彩を表現するため、色相は同じで彩度の異なる象牙色陶材を使用する必要がある。

エナメル層の色彩表現においても透明感にグラデーションのある表現が必要である。

隣接方向に移行的に、歯冠中央部でもっとも透明感があり、隣接部で白く明るい透明感をもつエナメル層を作ることがたいせつである。

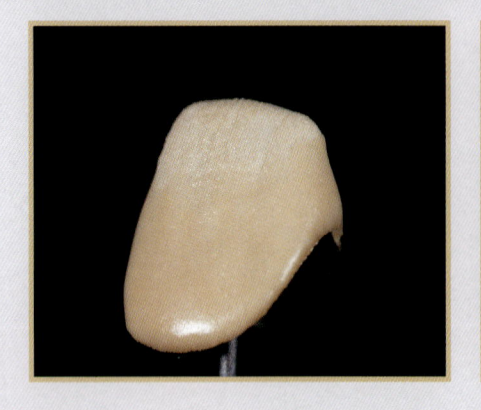

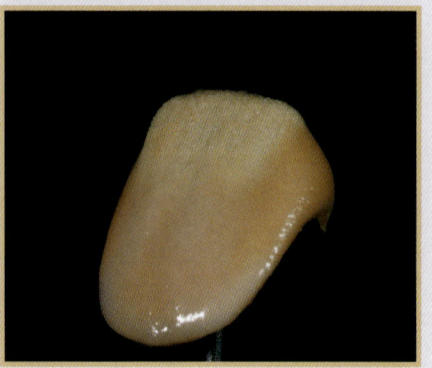

①歯頸部における深みのある透明感の表現

メタルセラミックスでは、歯頸部においてオペークの強い反射を防ぎ、深みのある色彩を表現する必要がある。deep dentin（オペークスデンティン）を下地とし築盛する（ポーセレンマージンの場合はdentin）。その範囲内で、ピンク系透明（cervical incisal orange pink）をdeep dentinの約半分の厚みにて築盛、さらにdentinを築盛し、ピンク系透明層をデンティン系にてサンドイッチ層とする。隣接部ではサンドイッチされる透明を、オレンジ系透明（cervical incisal khaki）をdentinにてサンドイッチする。

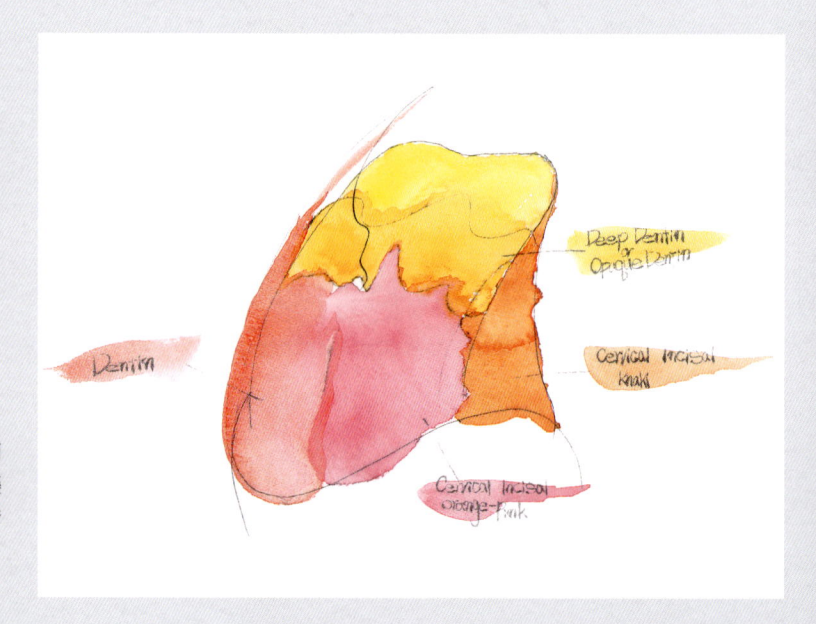

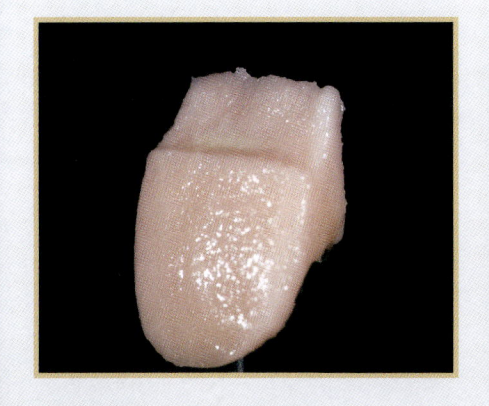

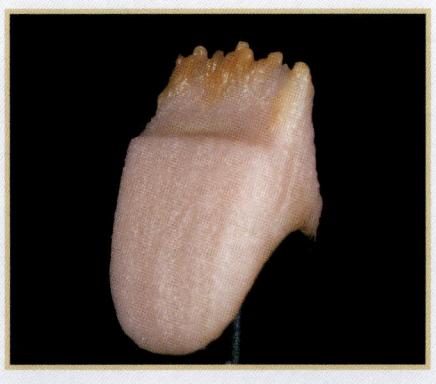

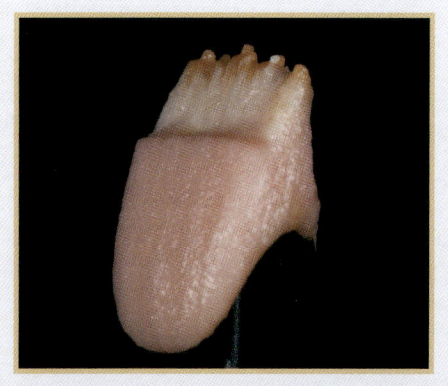

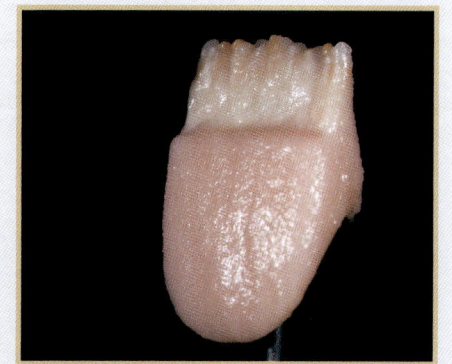

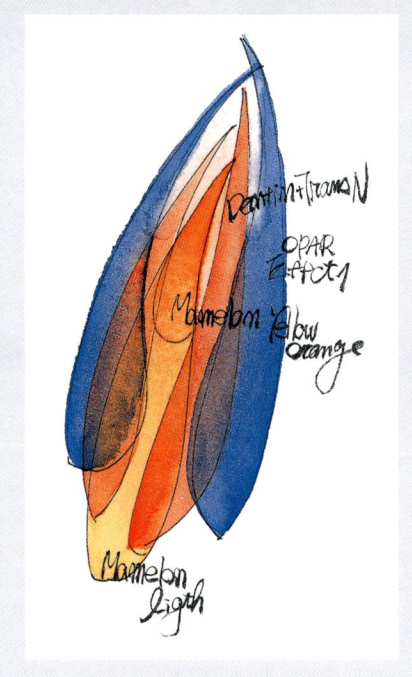

②切縁部の透明感の表現

切縁部のカットバックされた面—これは歯牙の中心部である。この面に、透明感の違う三層の不透明層を形成(築盛)する。オレンジ系の不透明(mameron yellow orange)を先端部に少量短く築盛、三層の中のもっとも不透明層である。次にdentinとtrans neutralをミックスしたものをやや長くその側面に築盛、三層でもっとも不透明の弱い層である。さらに不透明層(mameron light)とdentinをミックスし、カットバック面(歯牙中心)にスクリーン状に層を形成(築盛)する。二番目に不透明な層である。
これら築盛される不透明層は三層であるが、壁面にあるデンティン層(これらの不透明層のなかでは三番目の透明感)を加えると、四層になる。
このように、切縁中央部に四層の透明感の違う層を形成することで、透明感にグラデーションのある色彩の表現が可能となる。
不透明度を順序にすると、mameron yellow orange、mameron lightとdentinをミックスしたもの、壁面のdentin、dentinとtrans neutralをミックスしたもの、となる。

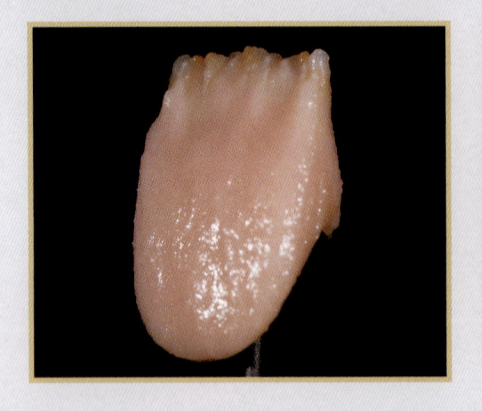

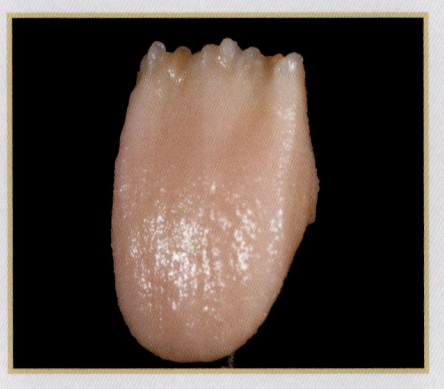

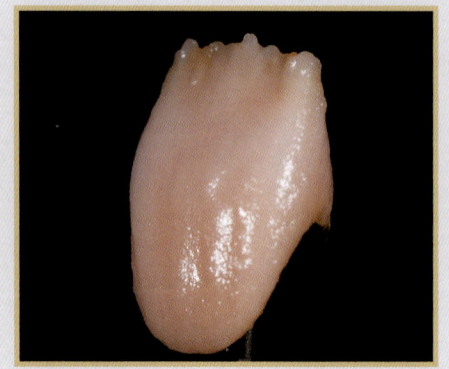

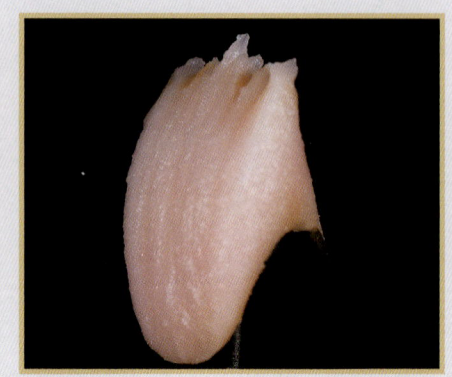

③それらの不透明層を、dentinおよび先端にdentinとtrans neutralをミックスしたものを築盛し、不透明層を挟み込み、切縁方向への透明感のちがいを作り、デンティンマメロンの不規則な形態を形成する。

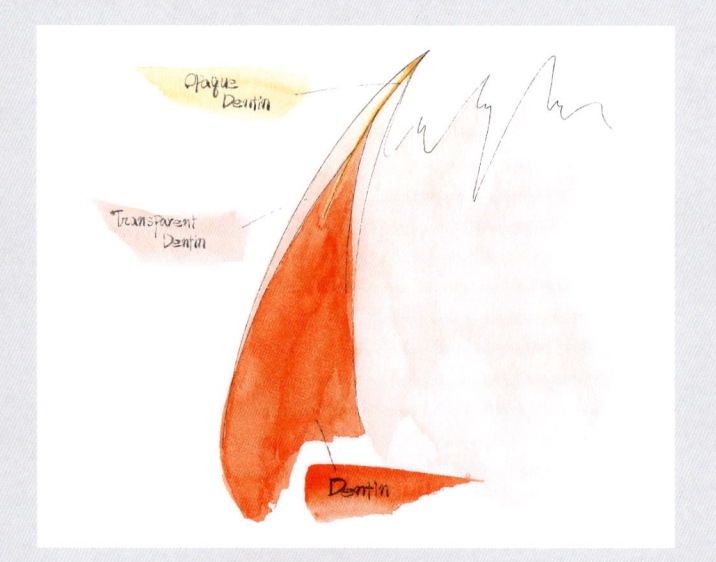

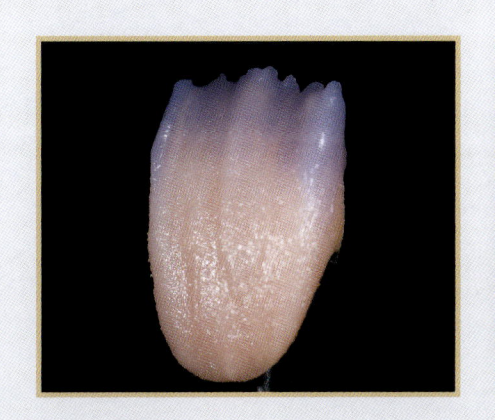

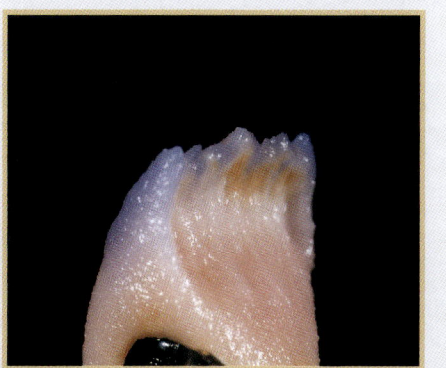

④もっとも透明の（オパール効果のある）強い層を先端部、およびグラデーションのある不透明層に絡め築盛する。

⑤切縁舌側部のdentin層をカットし、非常に薄く弓なりな形態を形成する。天然歯牙においてDentin層は歯牙の中心部であり、クラウンにおいても中心部に位置することが、天然歯の色彩再現においてもっともたいせつなことである。

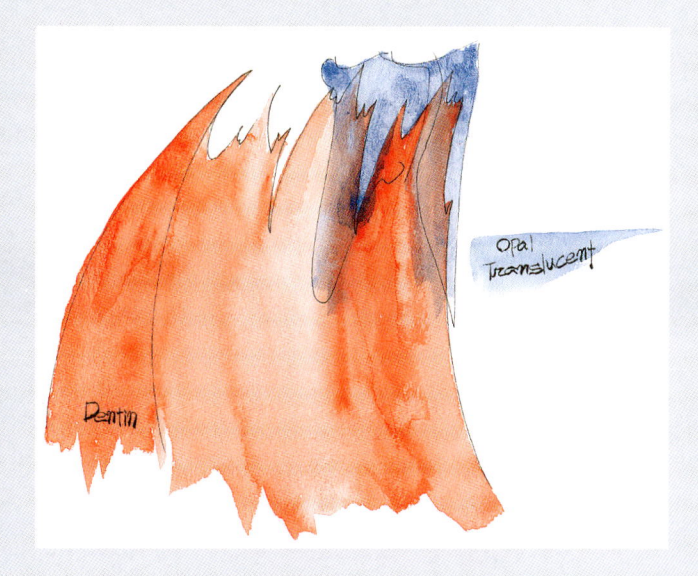

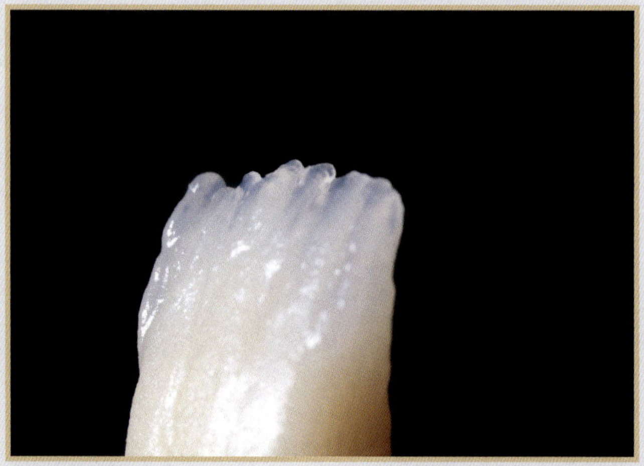

51

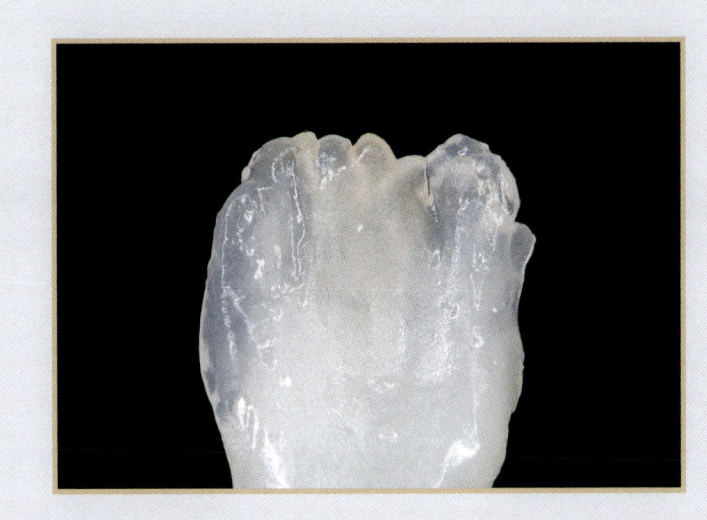

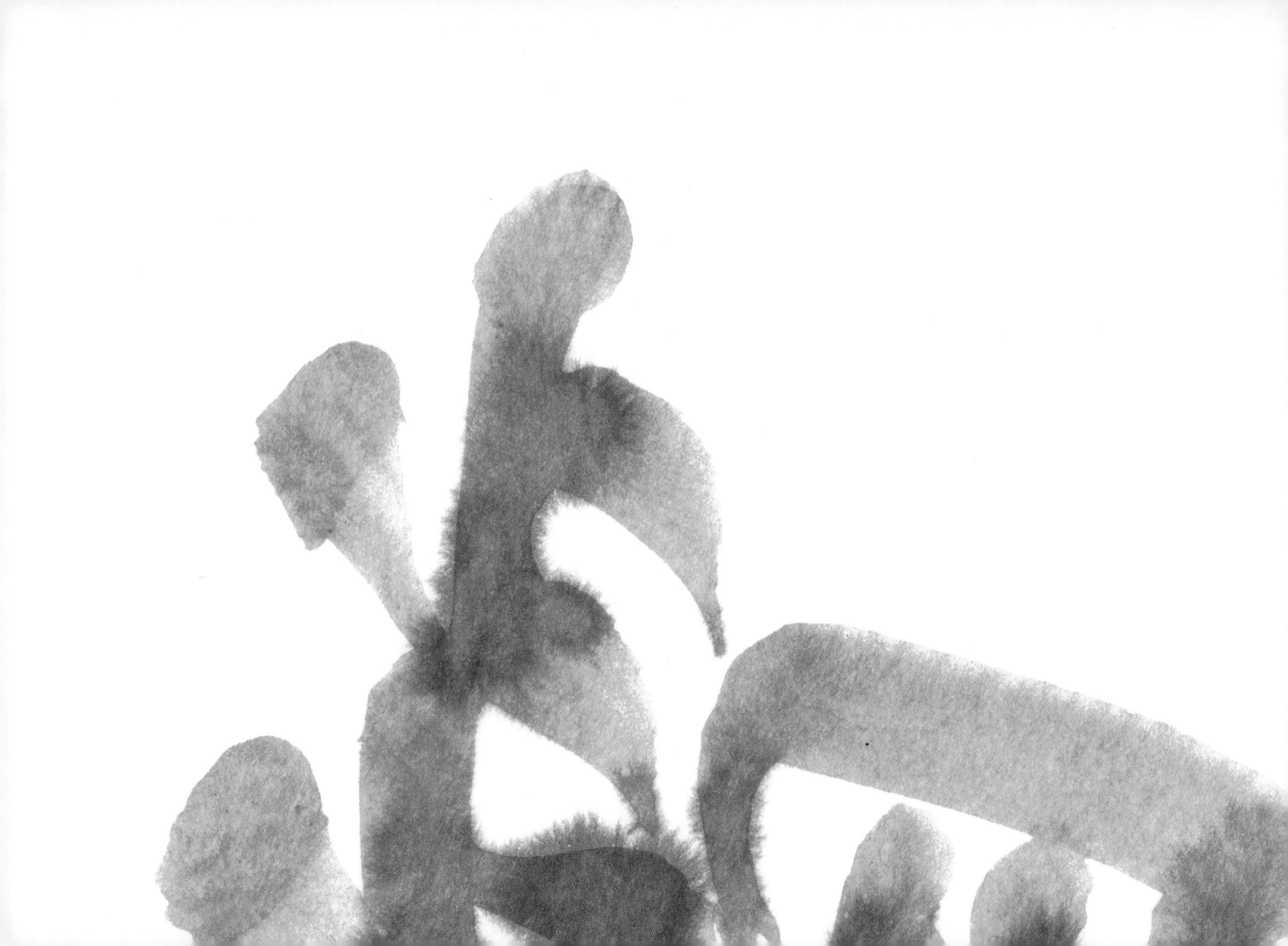

第三章　スマイルライン

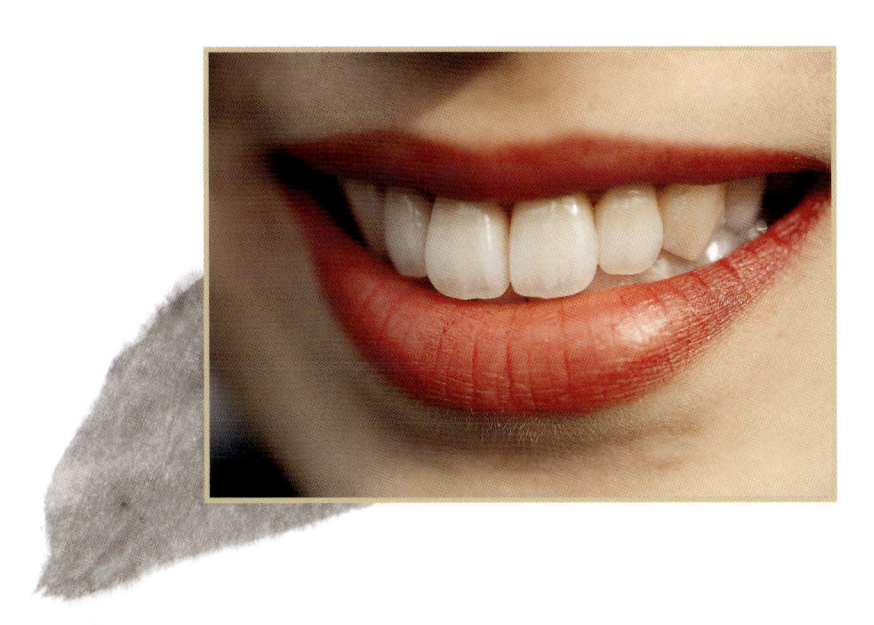

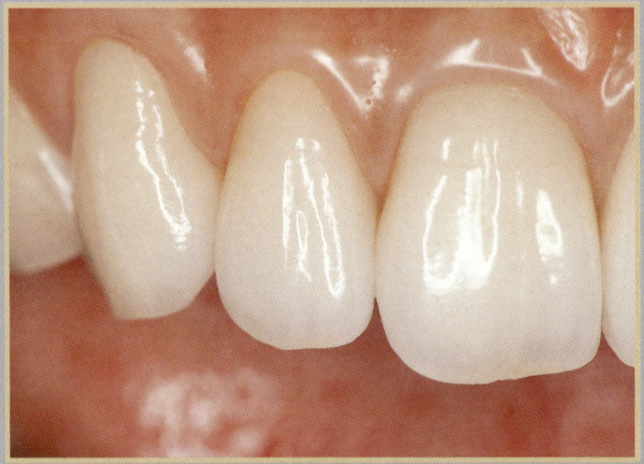
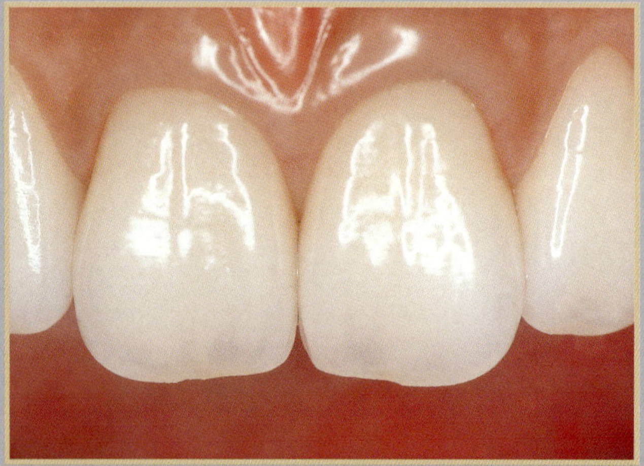
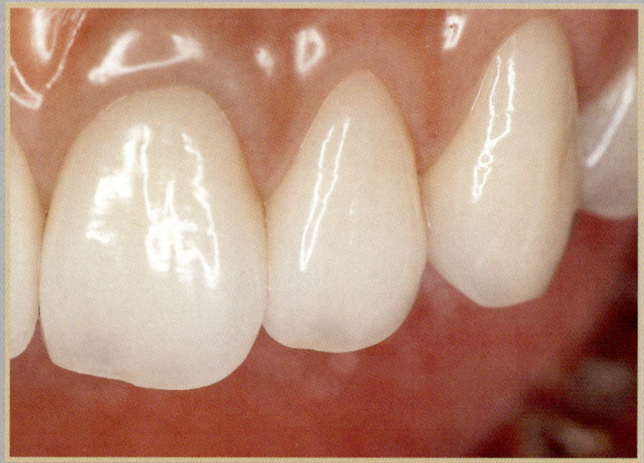

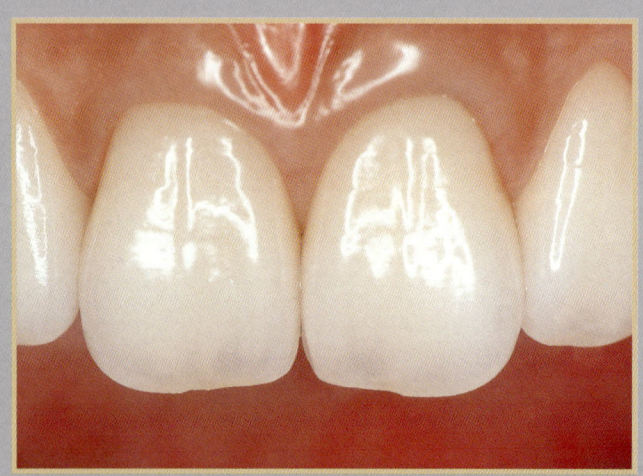

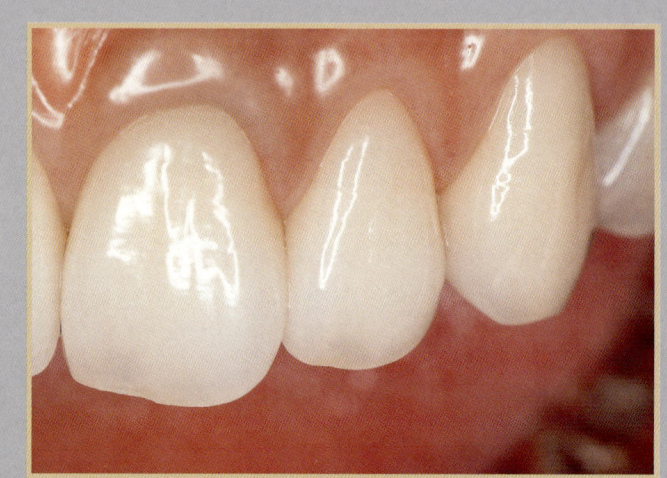

55

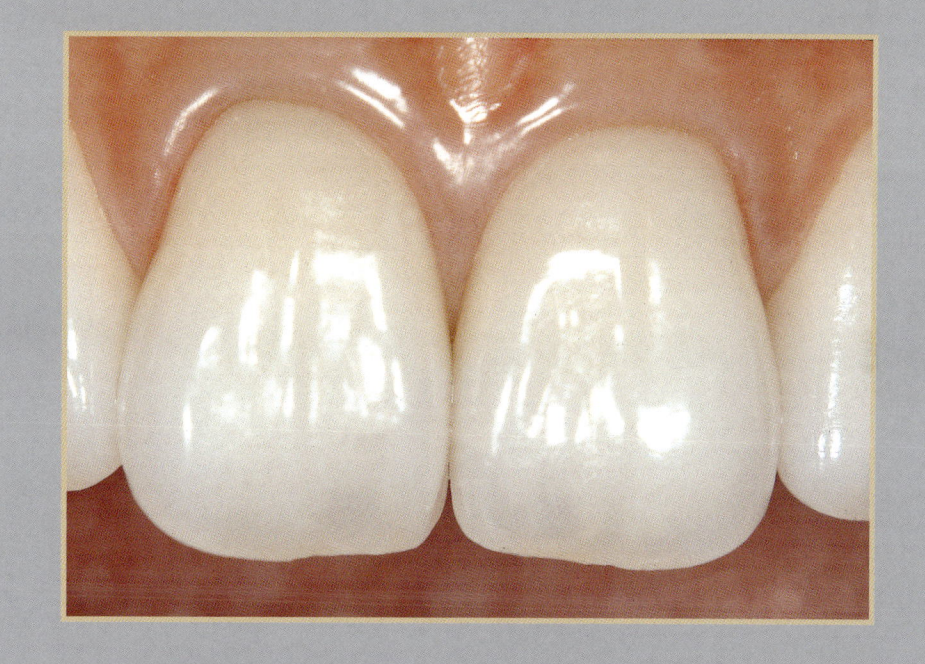

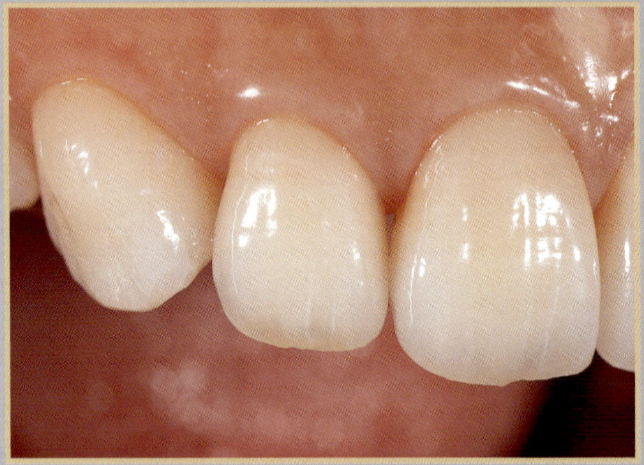
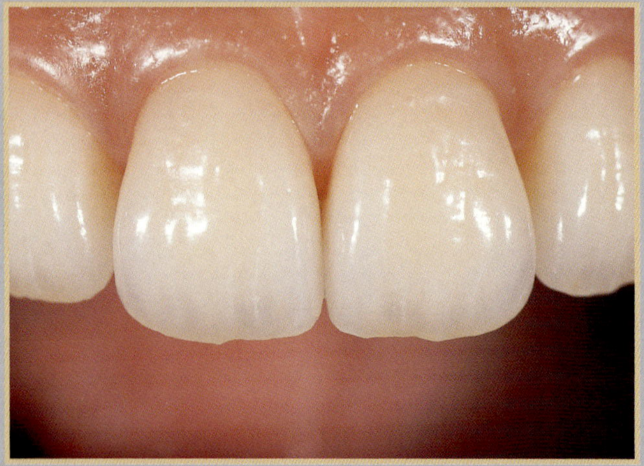
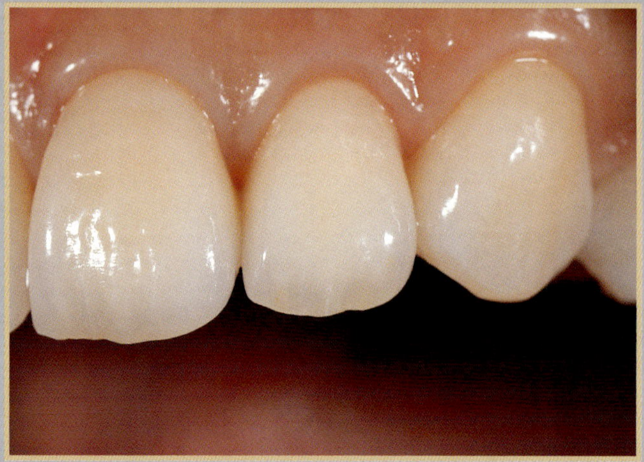

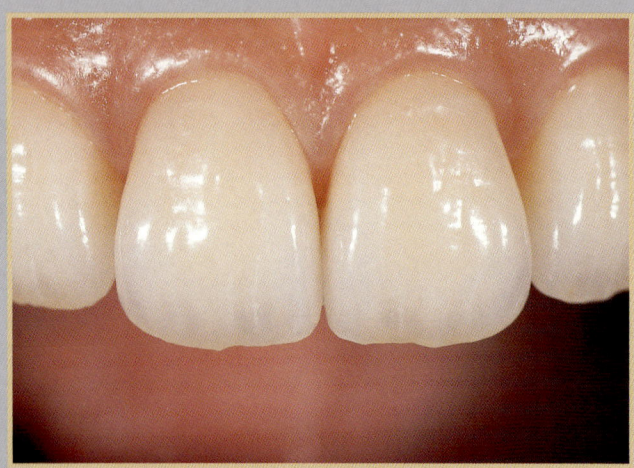

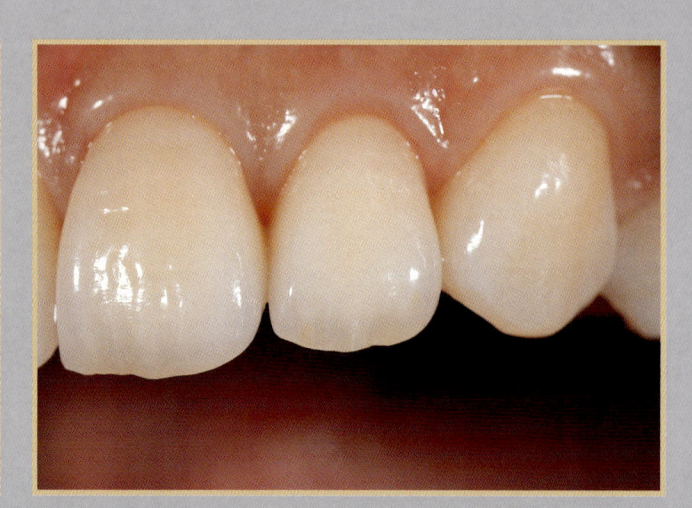

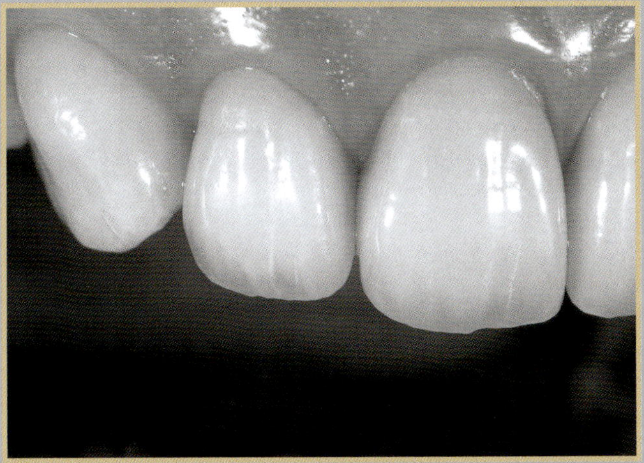
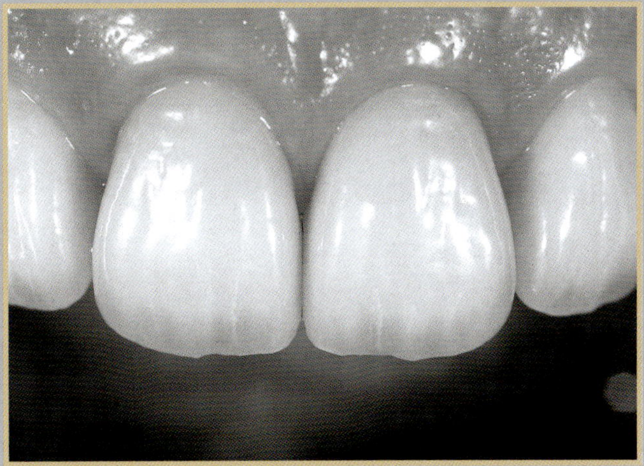
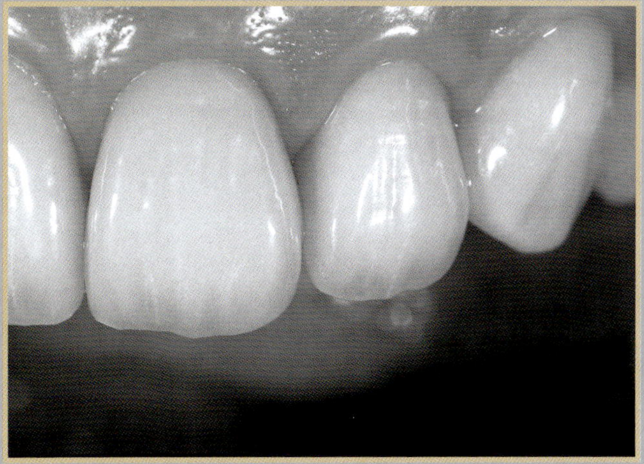

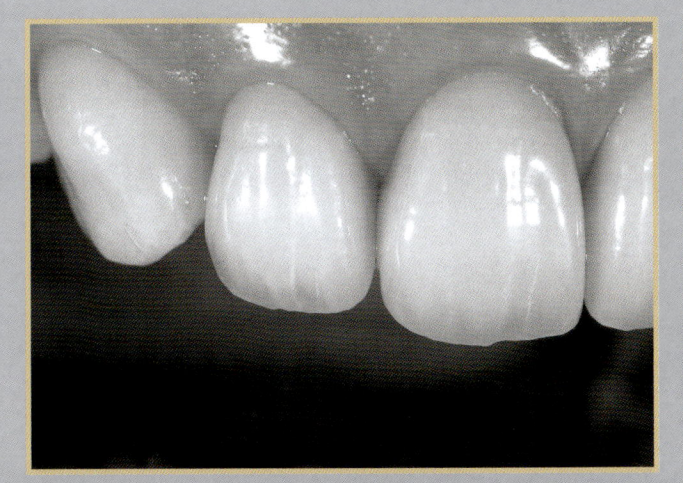

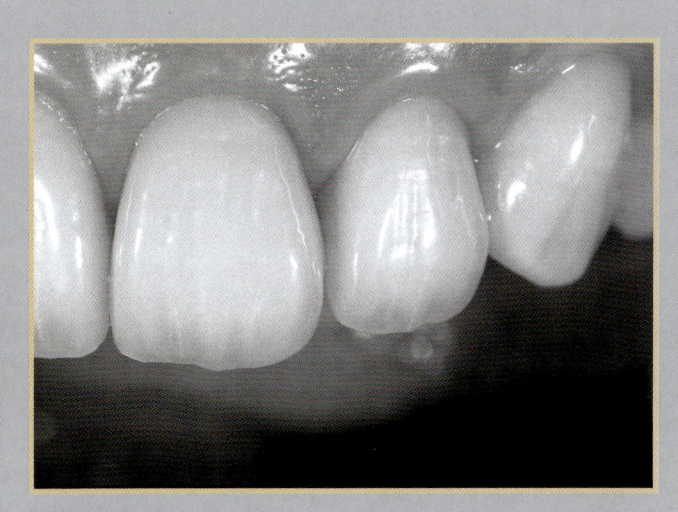

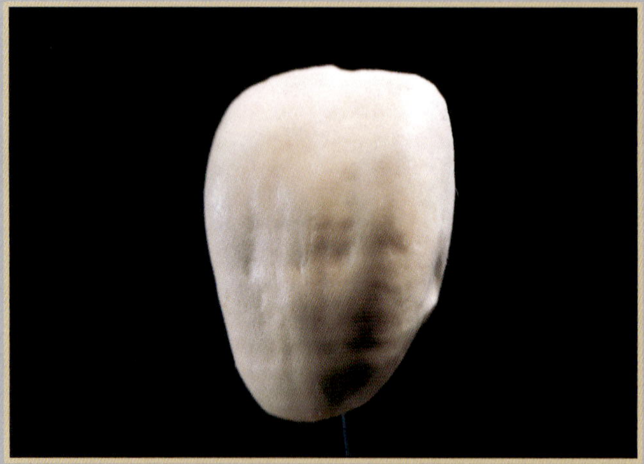
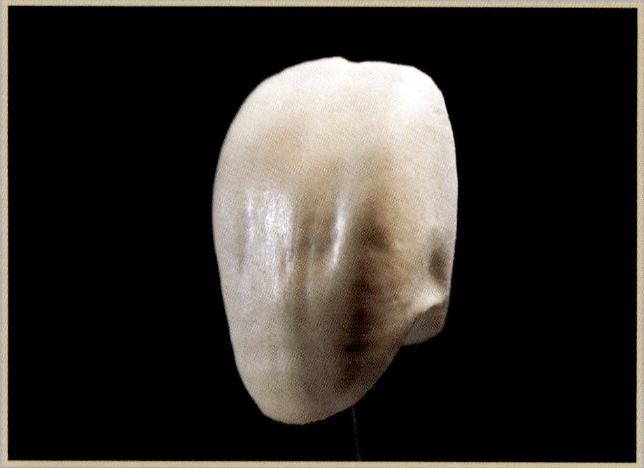
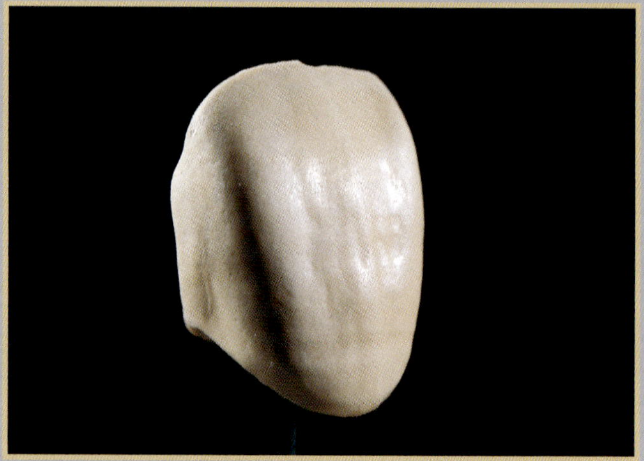

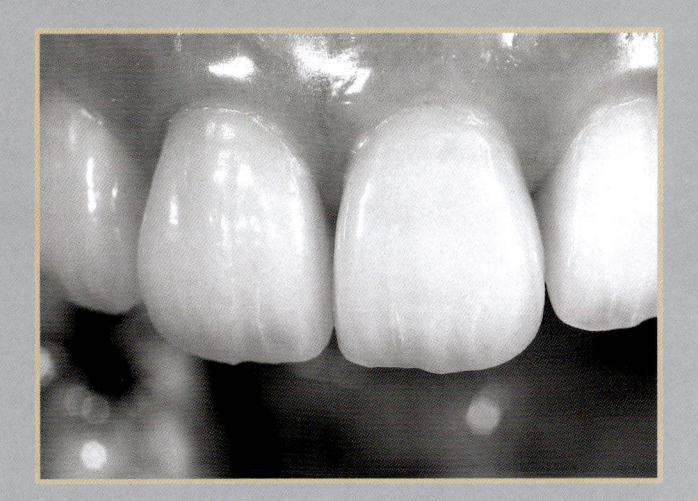

Canine

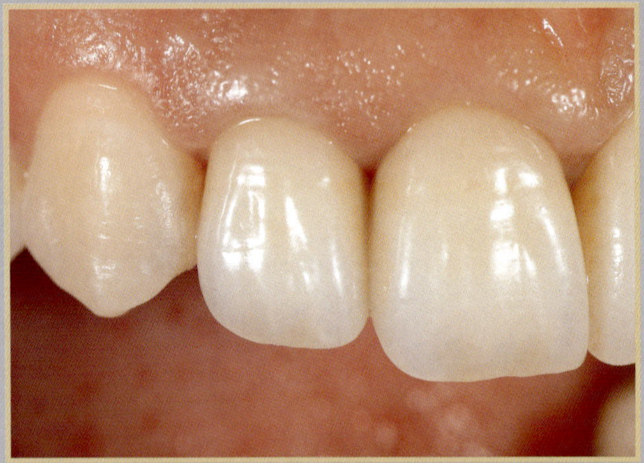
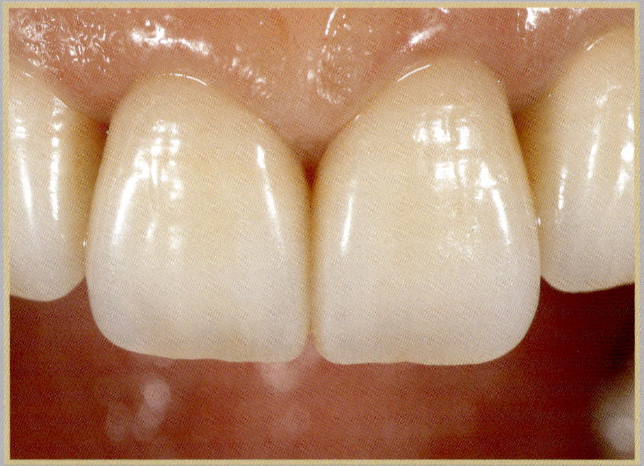
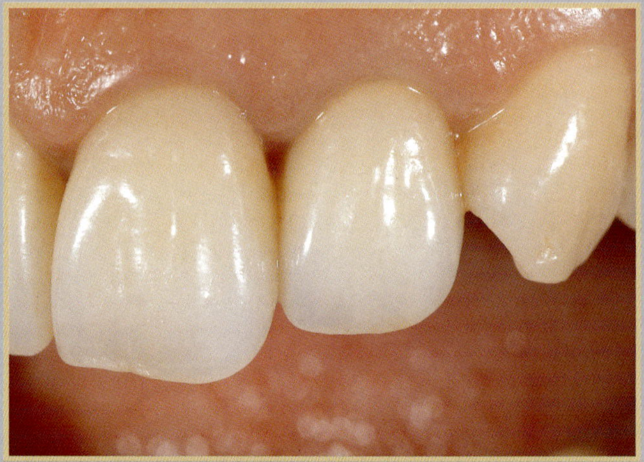

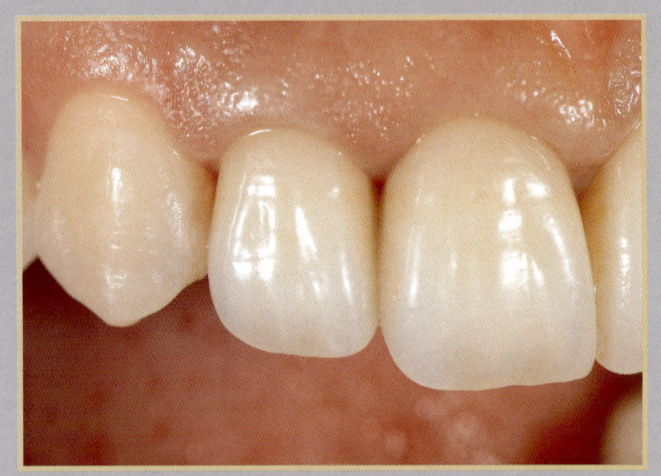

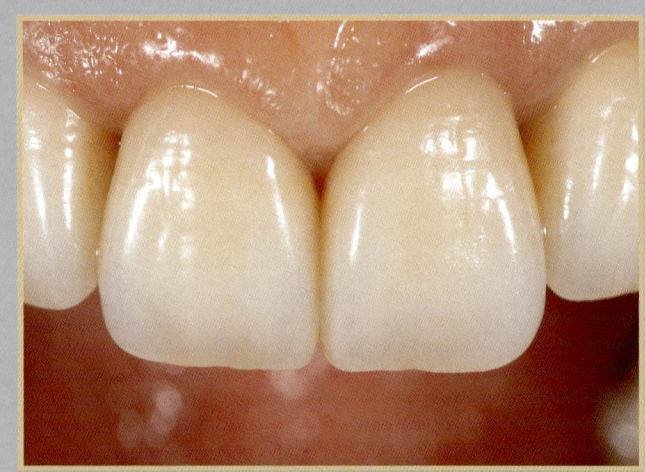

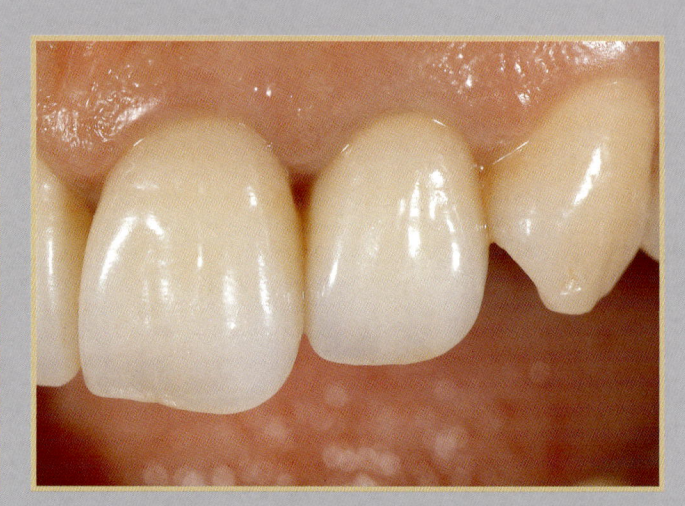

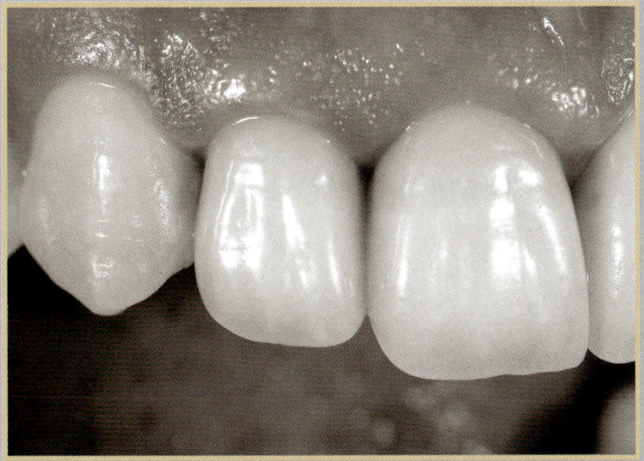
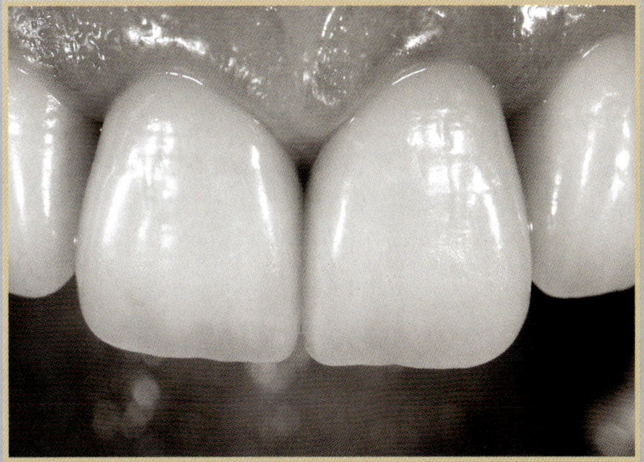
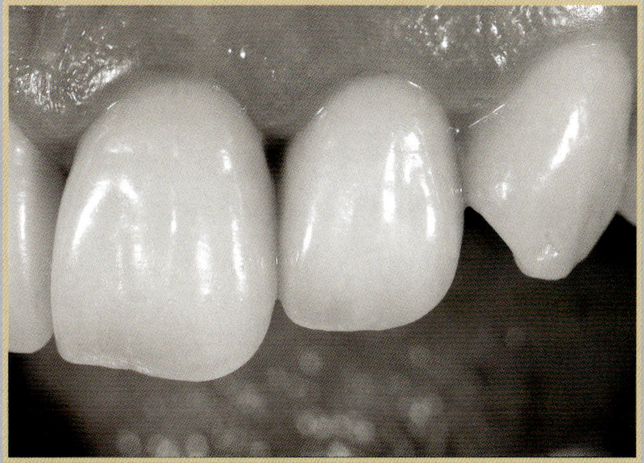

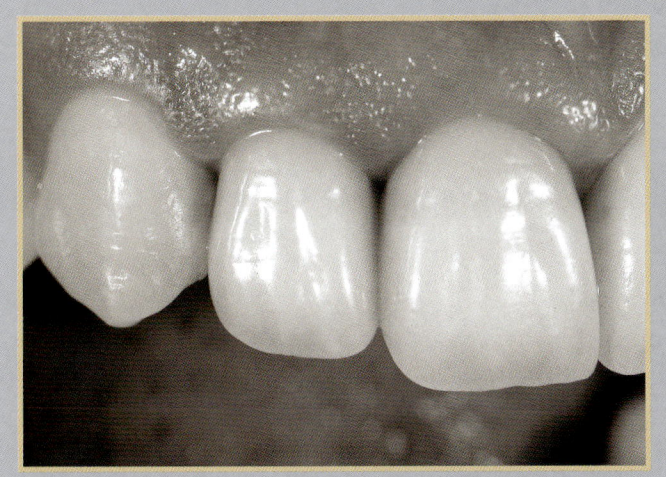

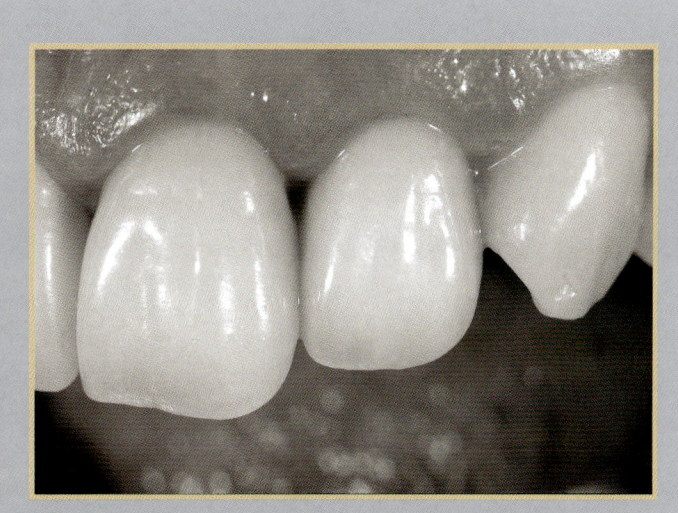

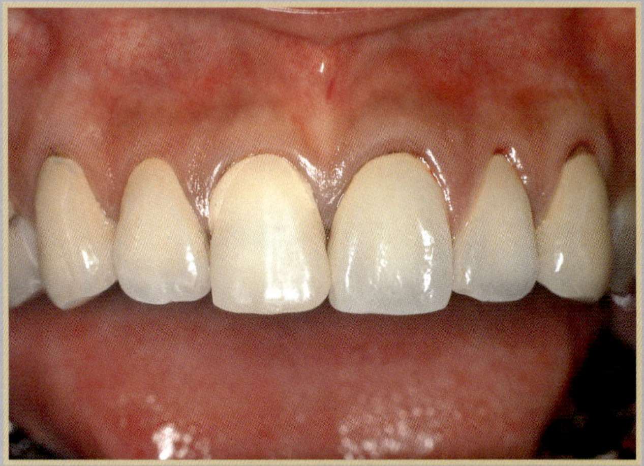
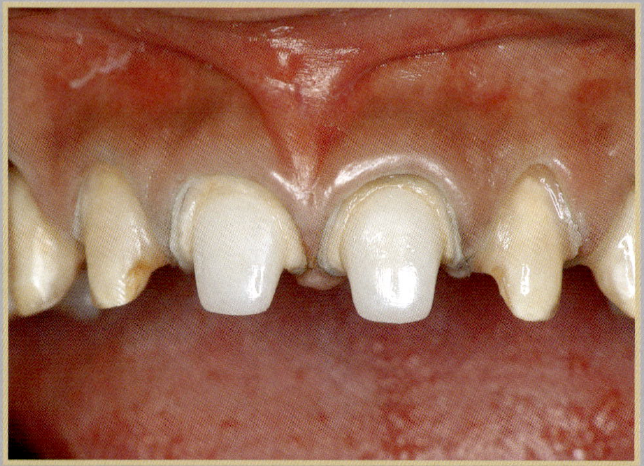
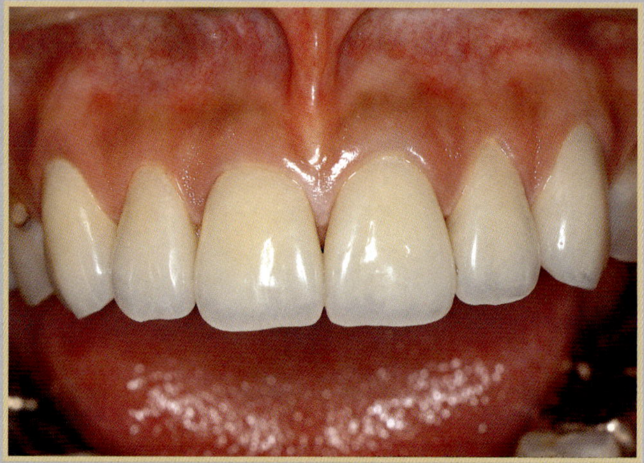

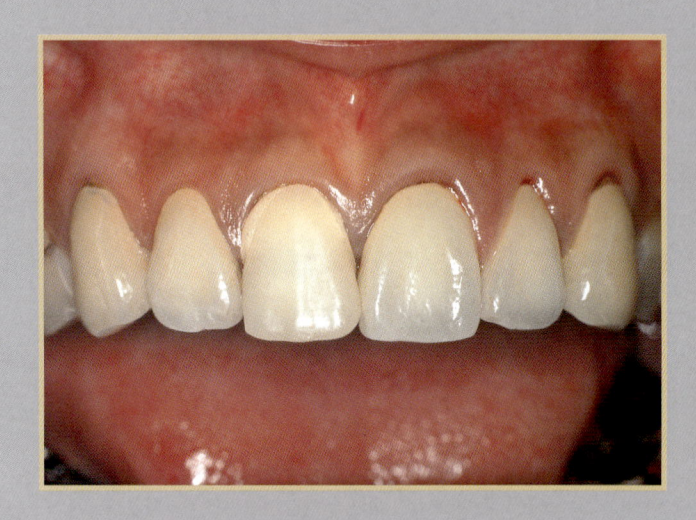

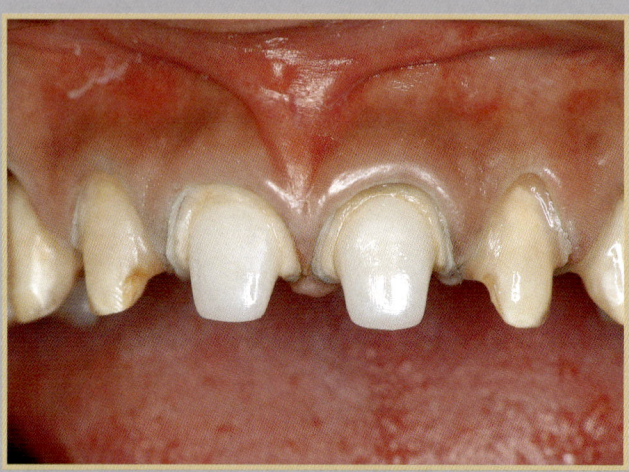

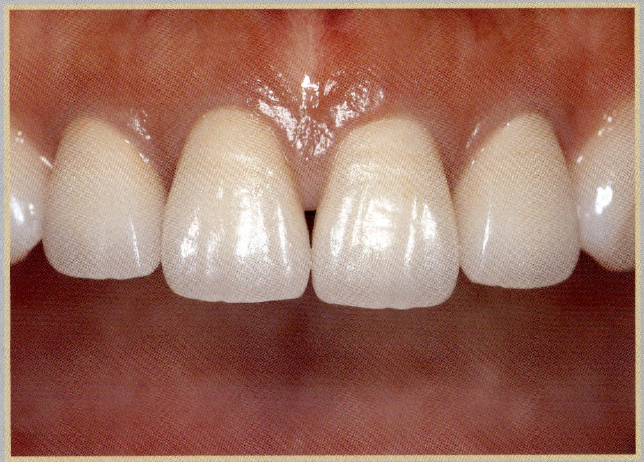
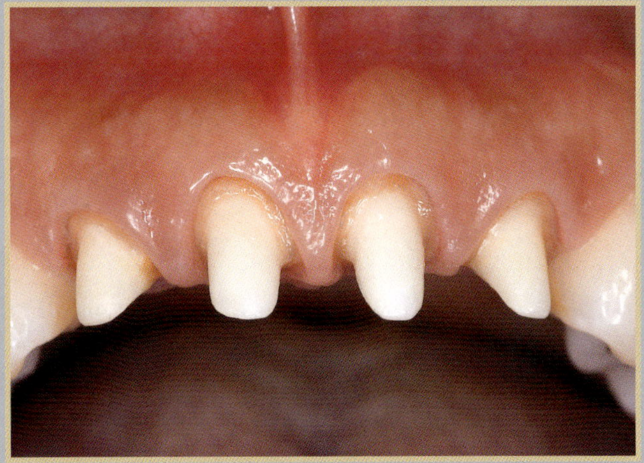
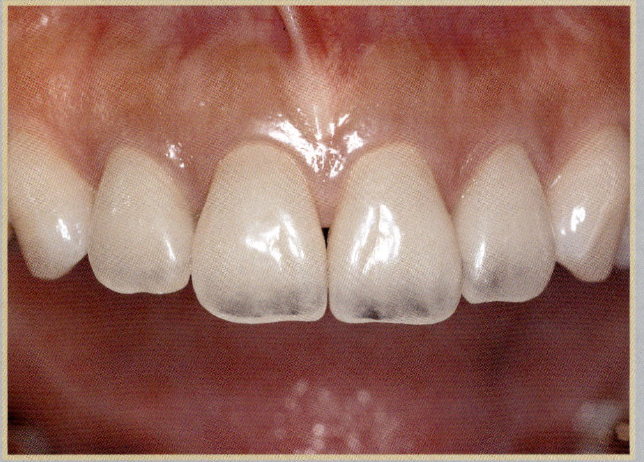

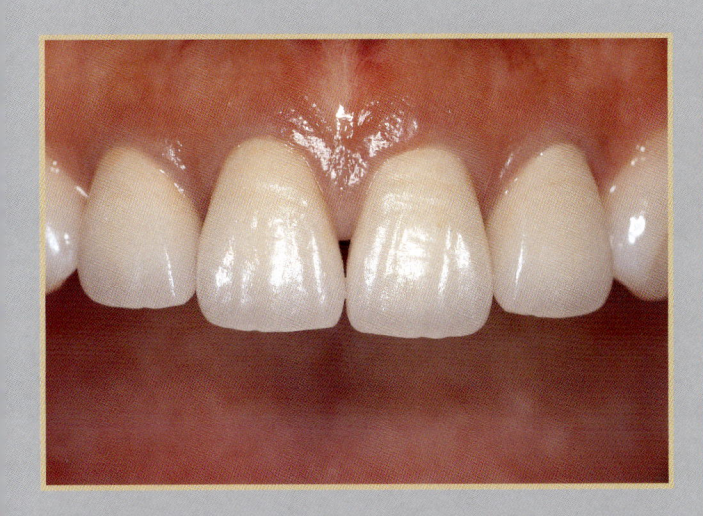

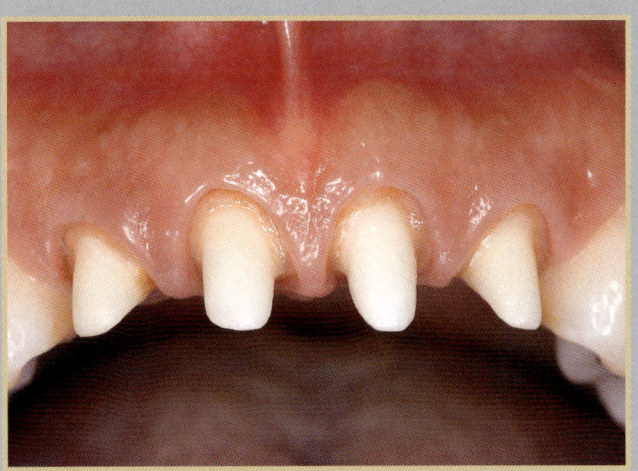

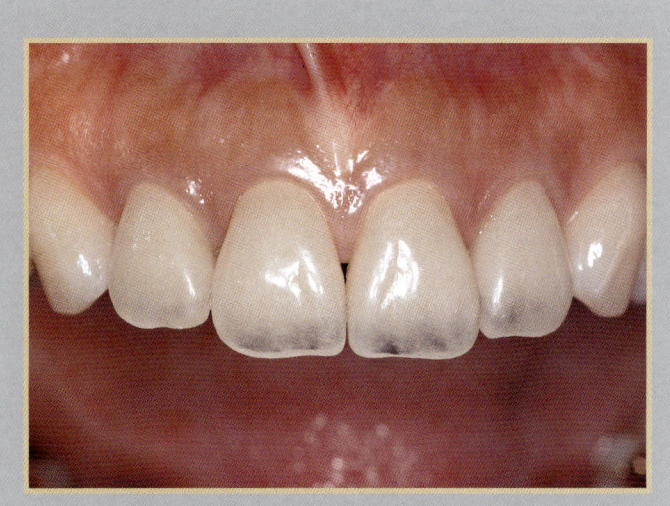

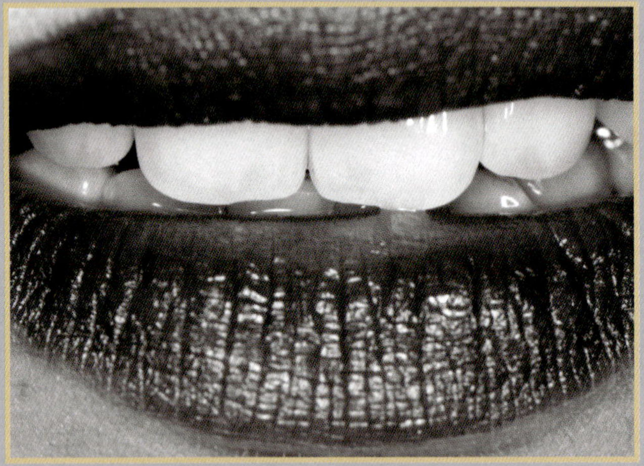
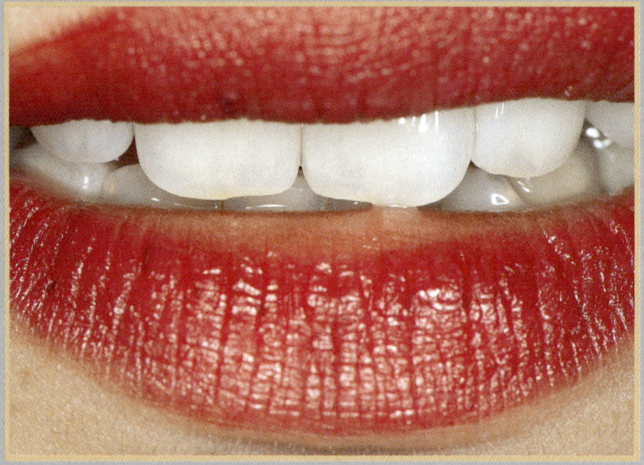

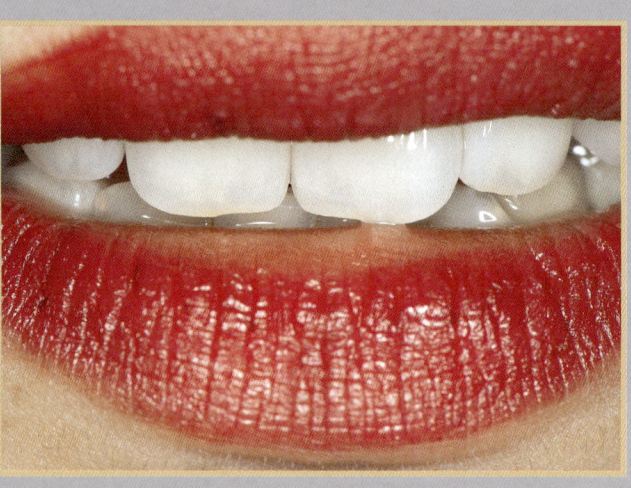

65

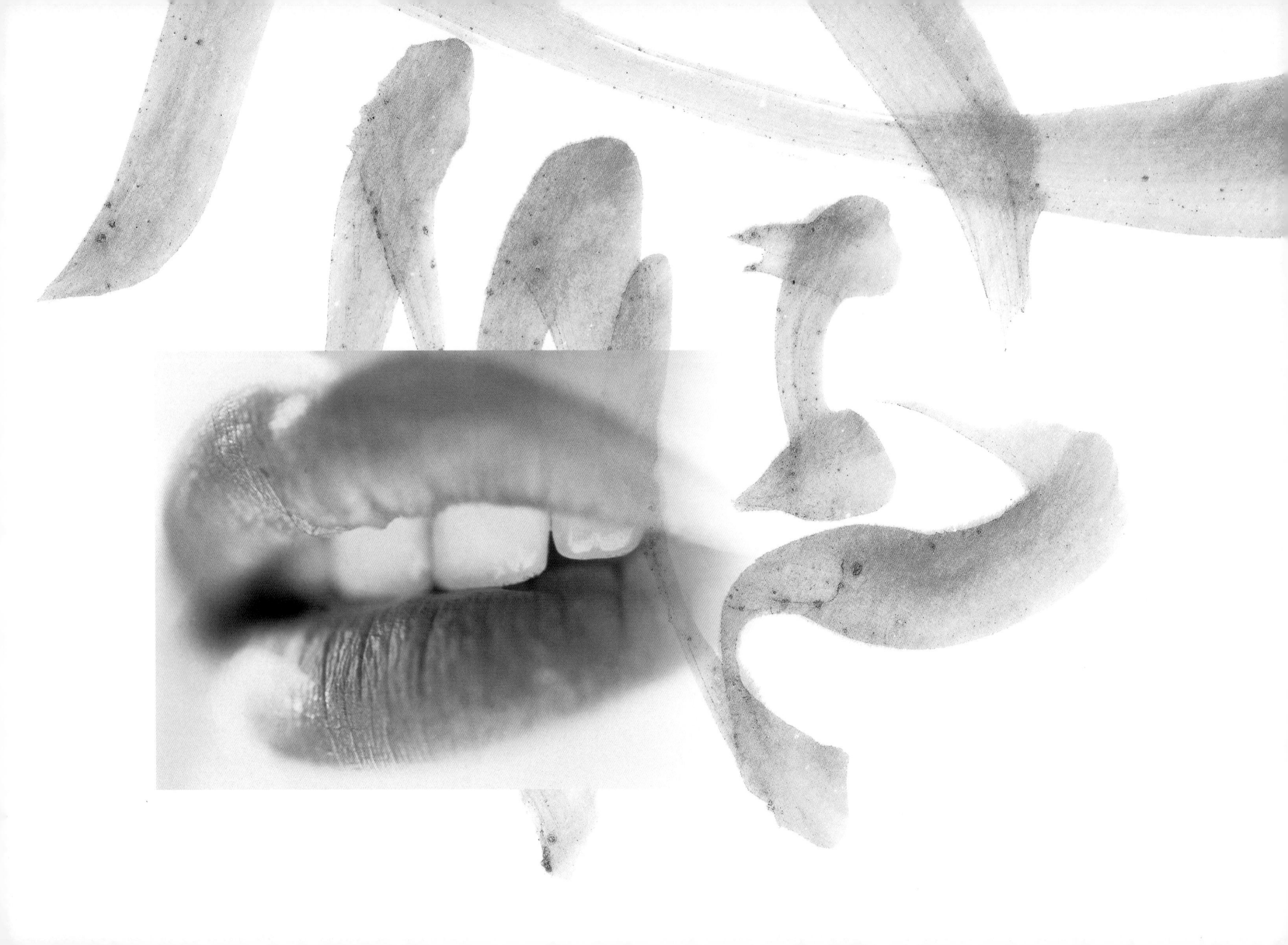

第四章　クリニカルケース

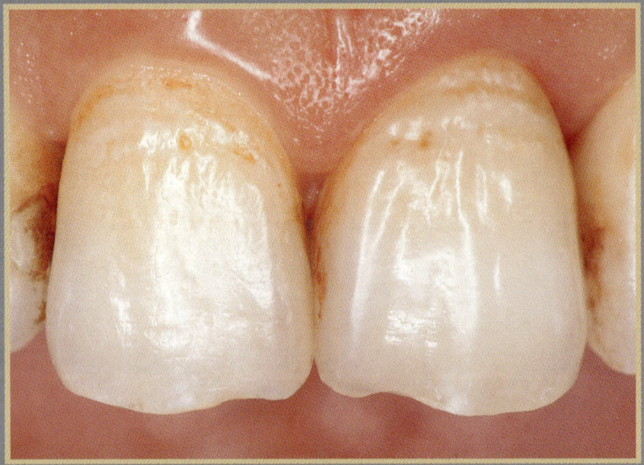
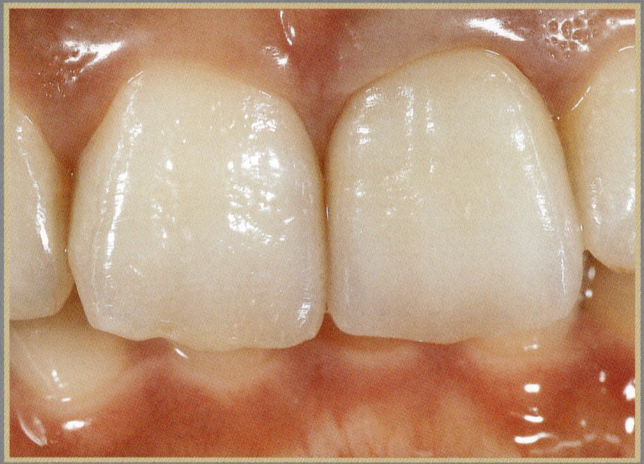
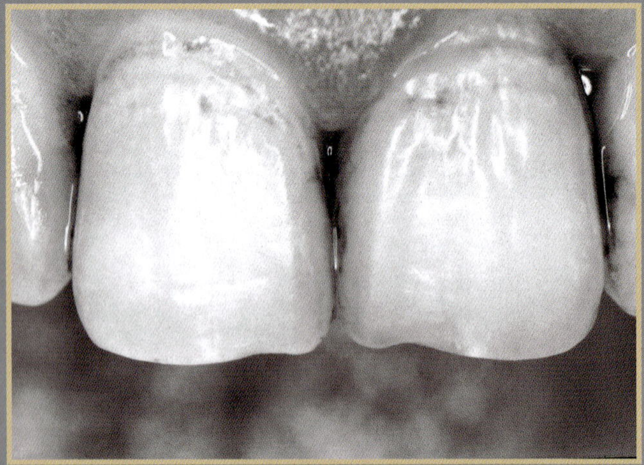
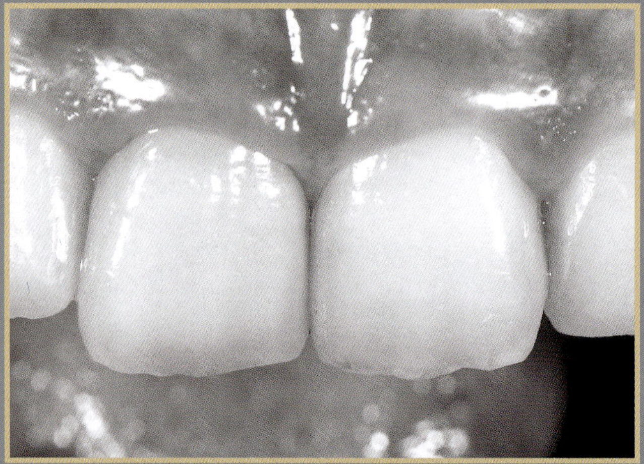

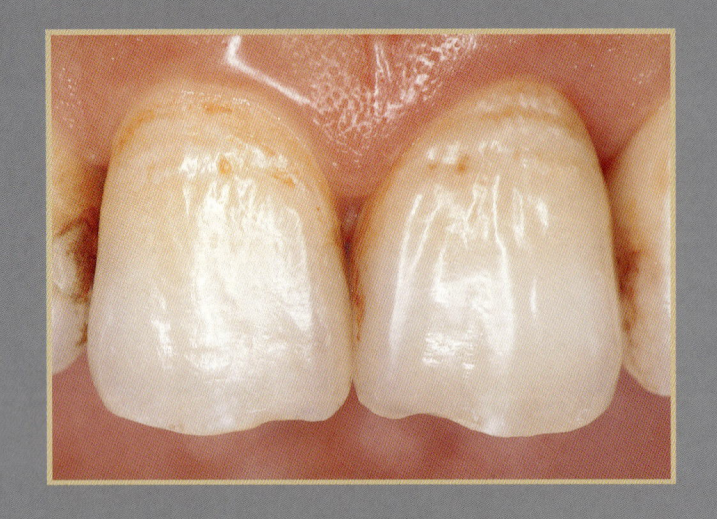

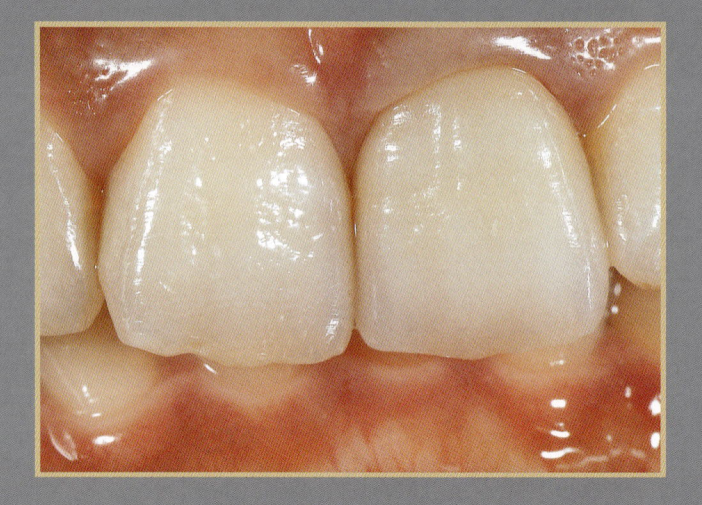

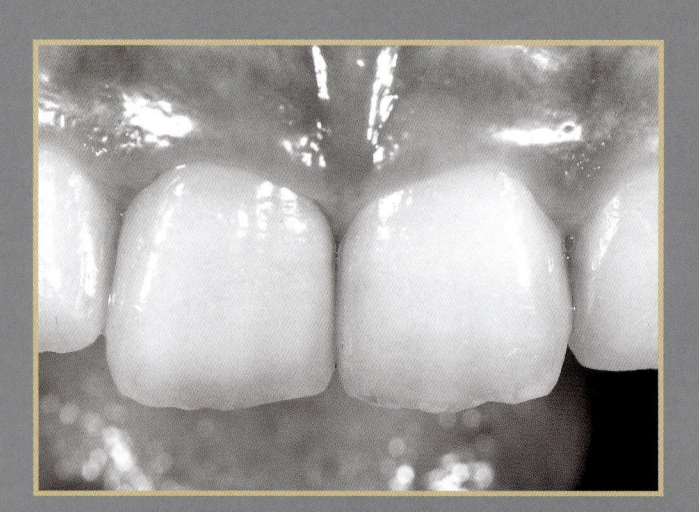

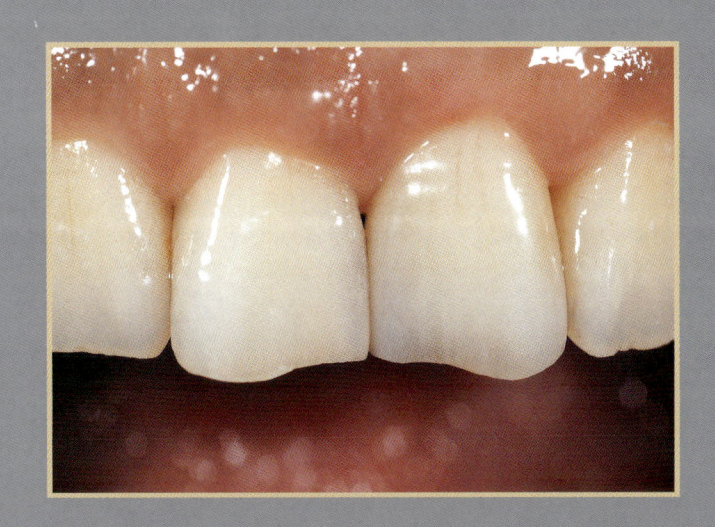

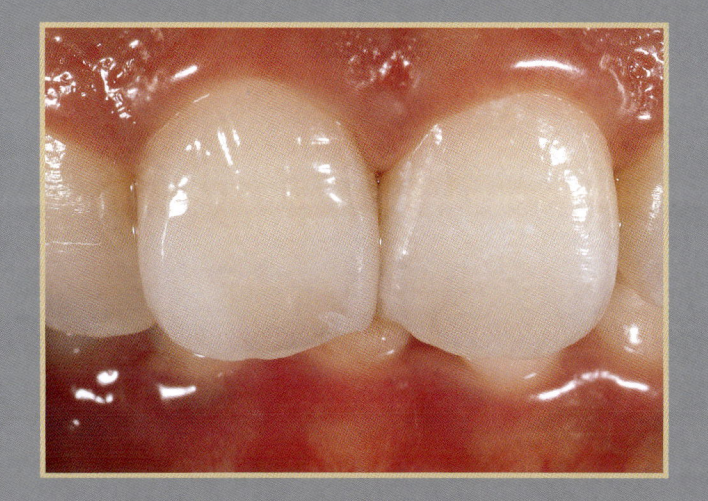

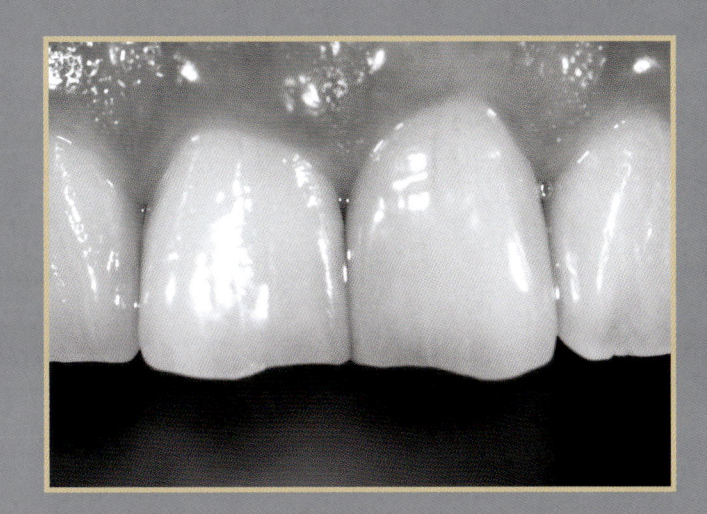

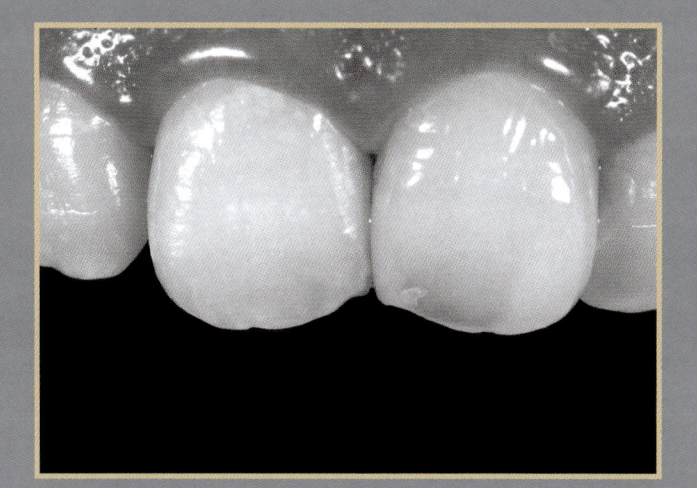

Single

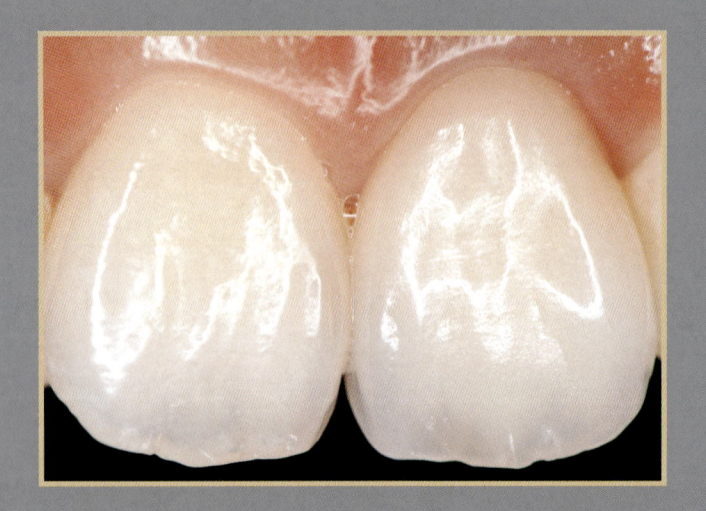

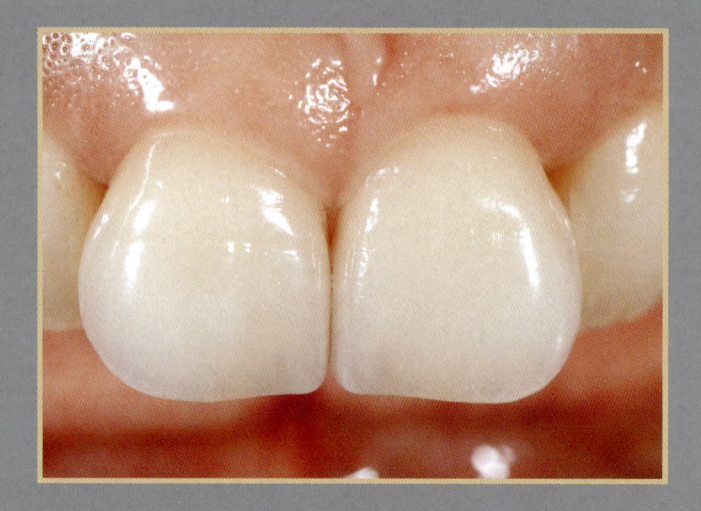

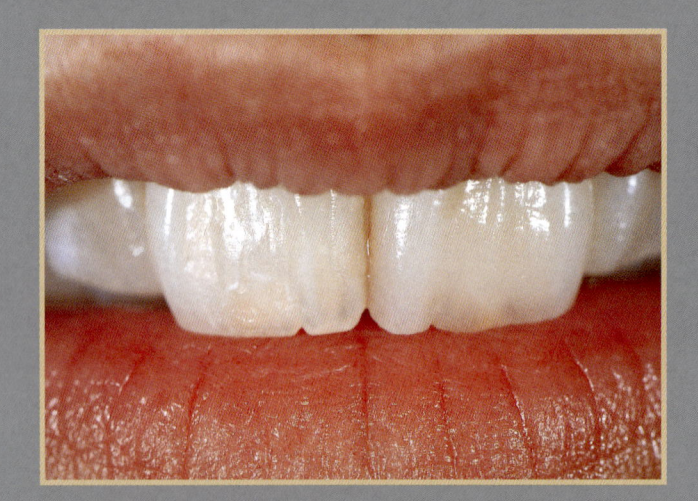

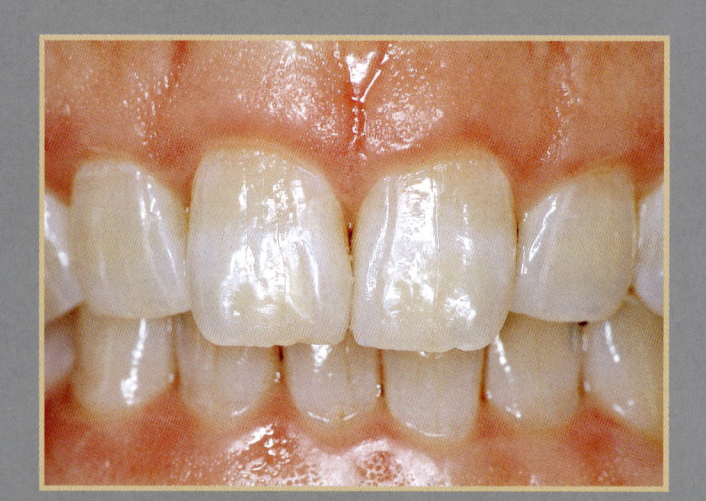

Single

Porcelain Laminate Veneer

71

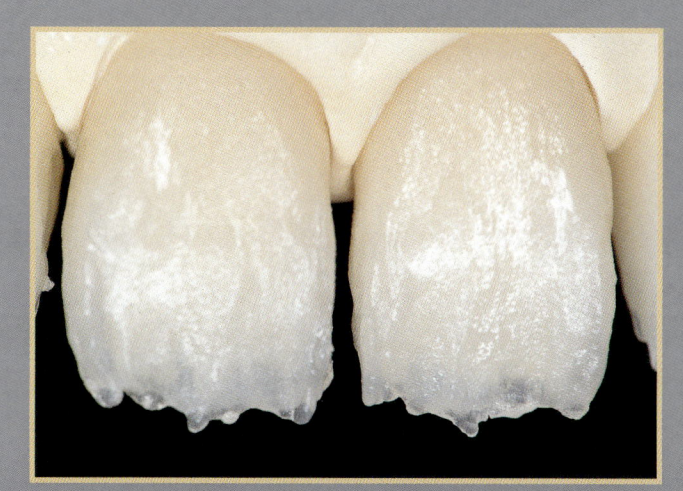

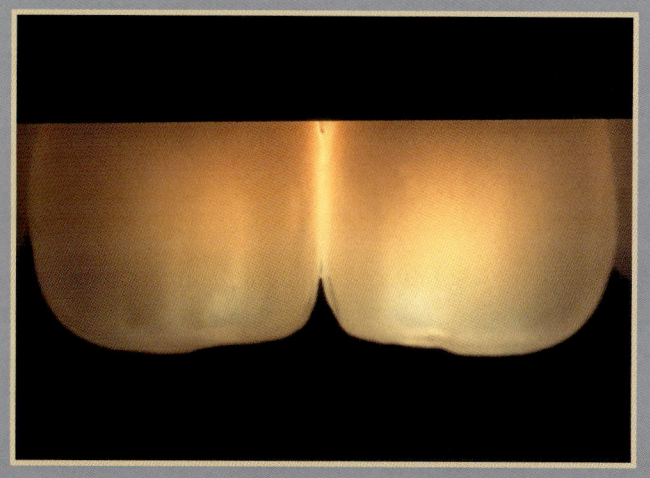

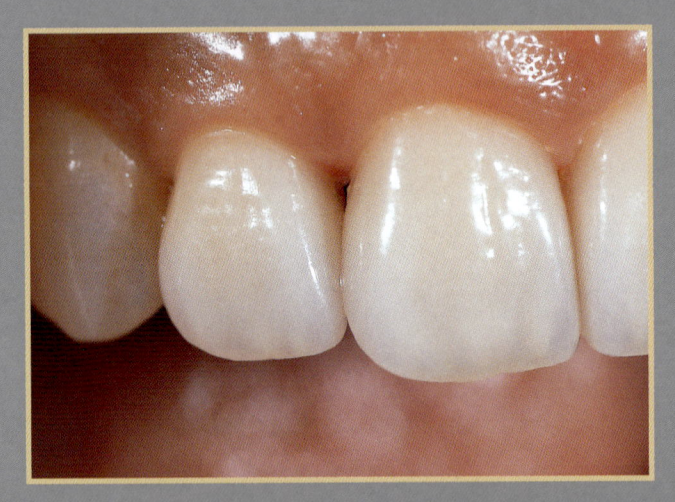

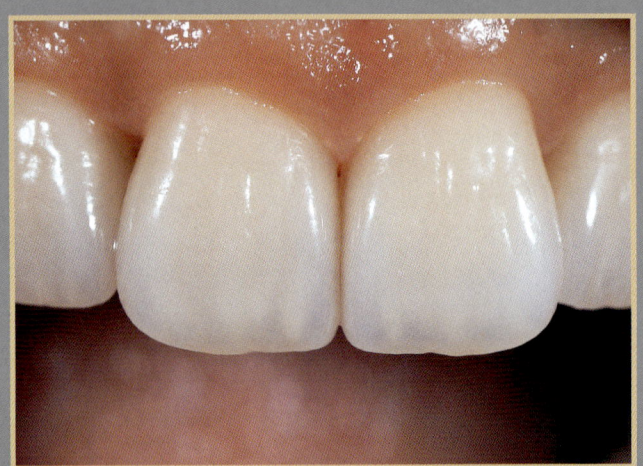

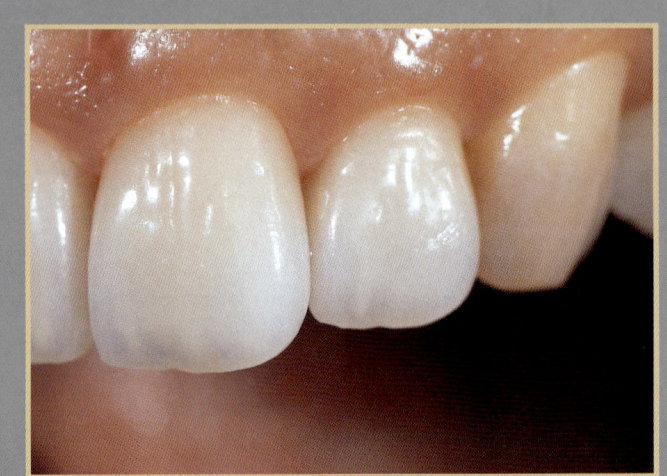

Porcelain Laminate Veneer

73

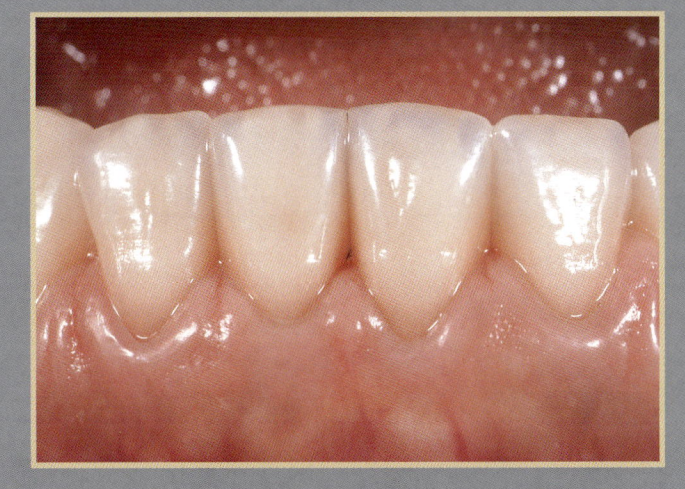

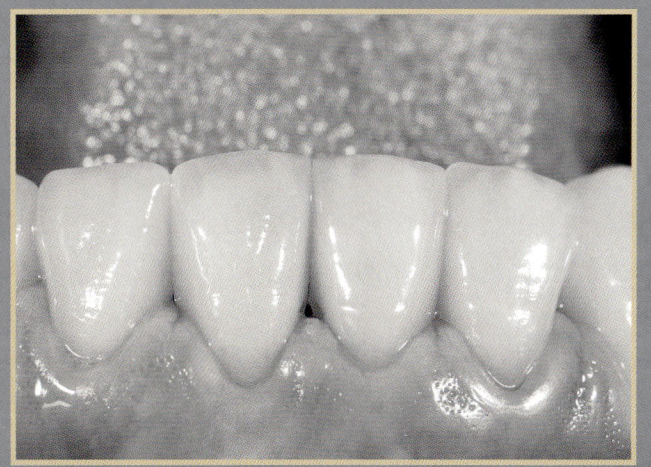

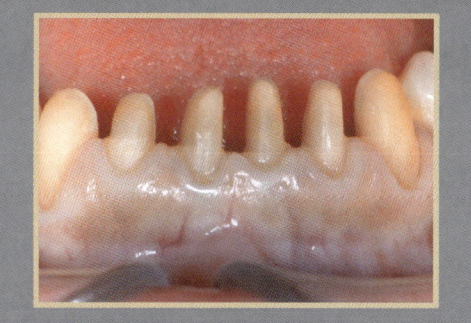

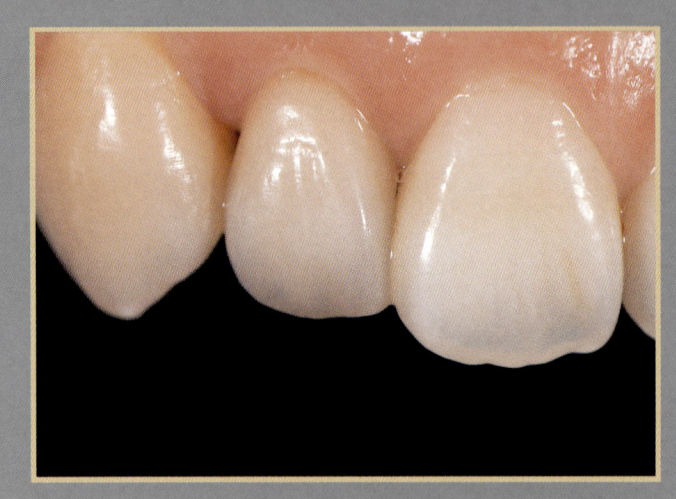

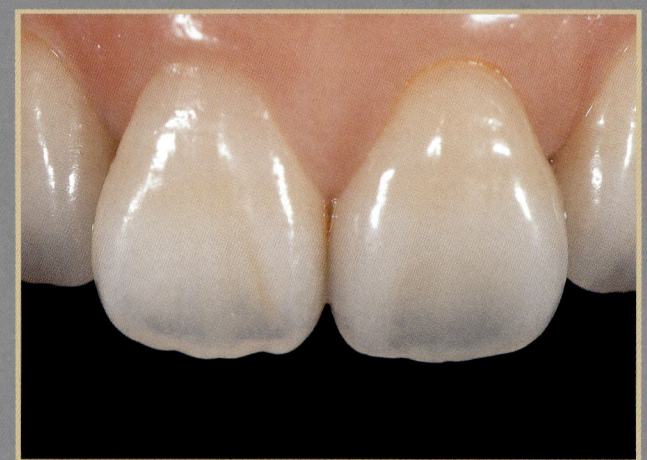

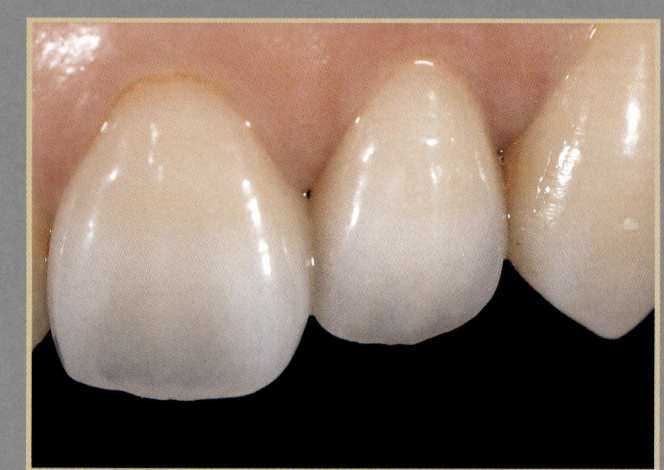

Porcelain Laminate Veneer

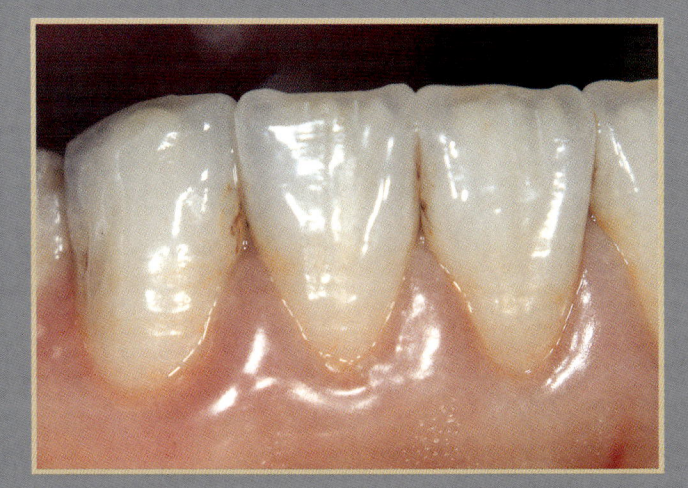

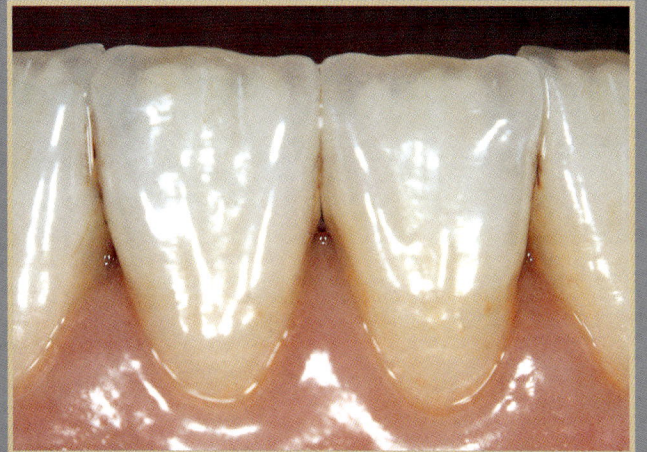

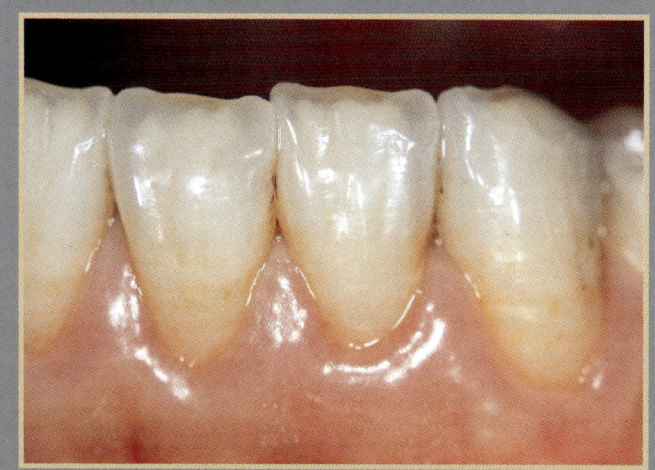

All Ceramic Crown

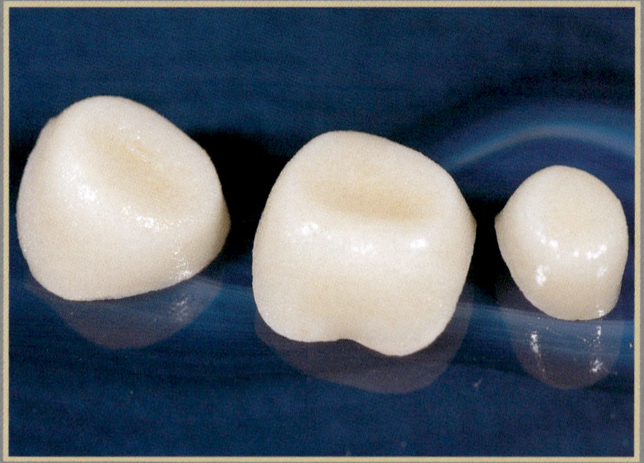
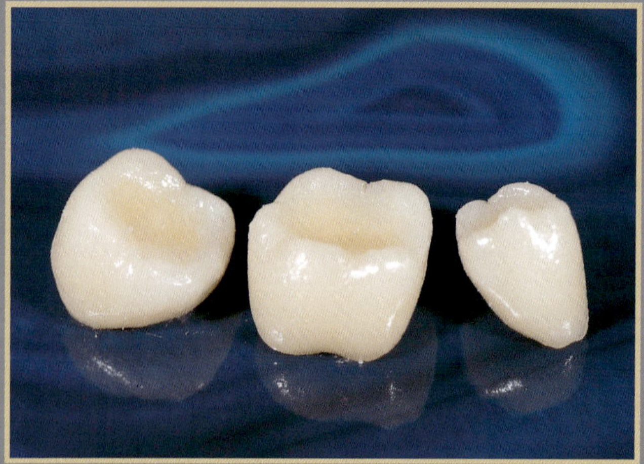
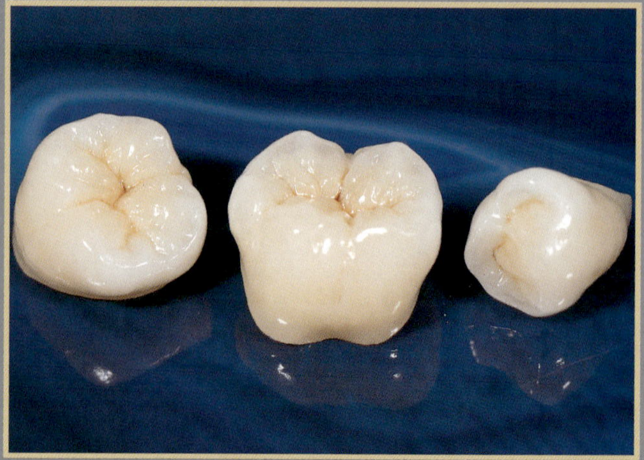
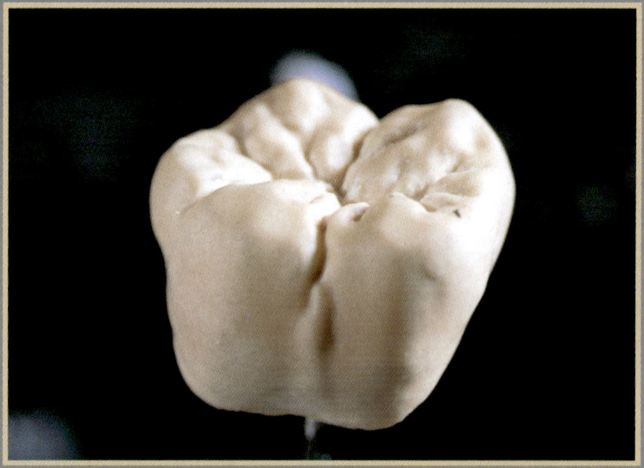
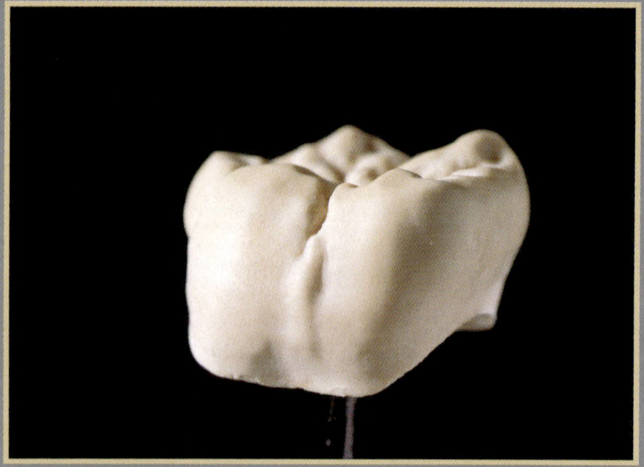
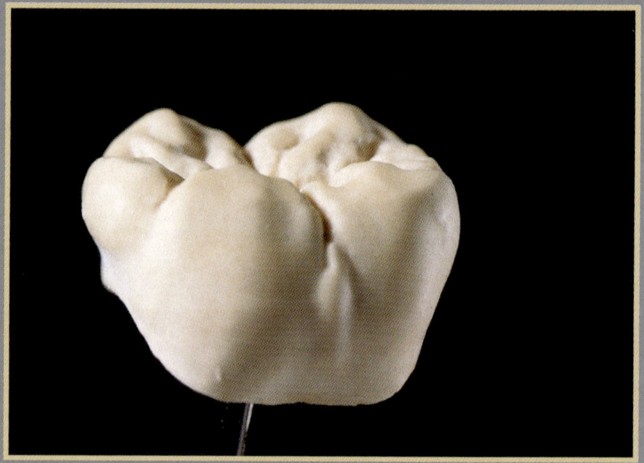

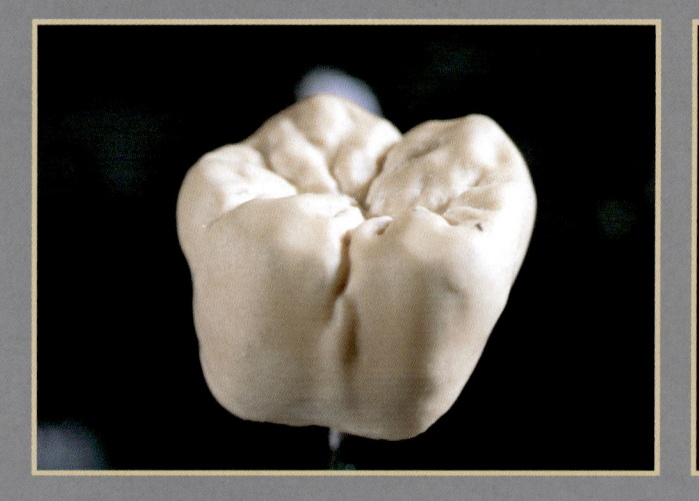

77

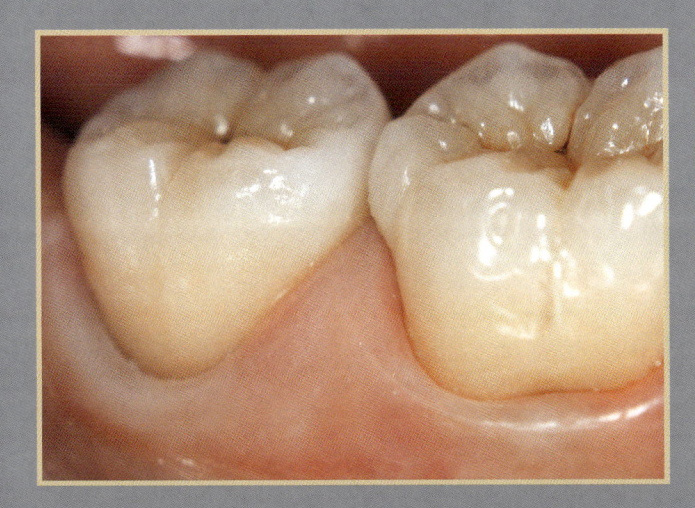

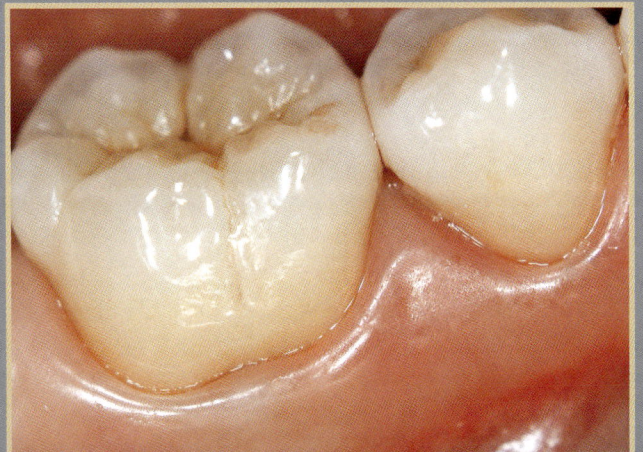

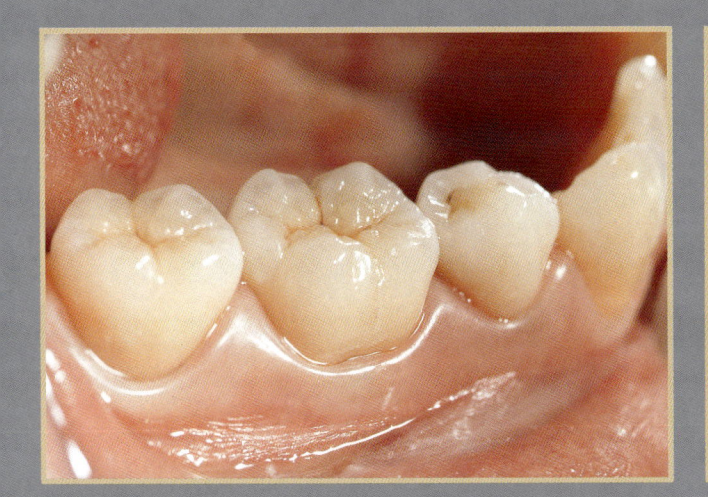

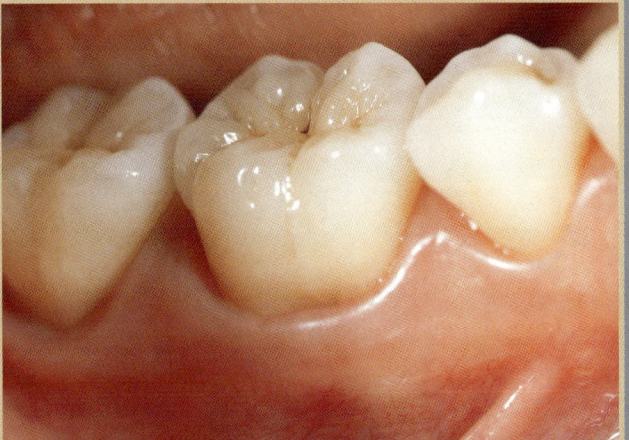

All Ceramic Posterior Crown

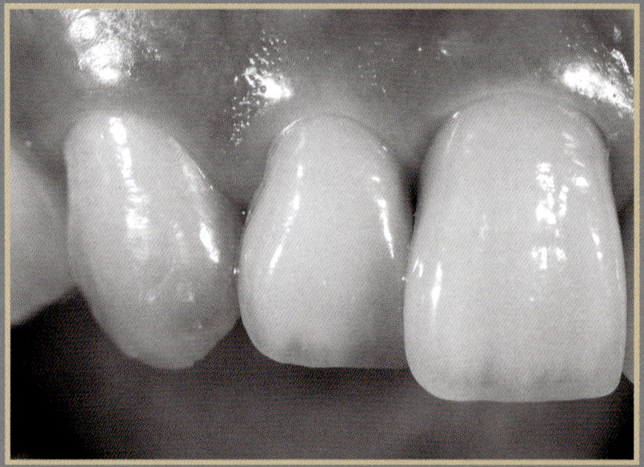
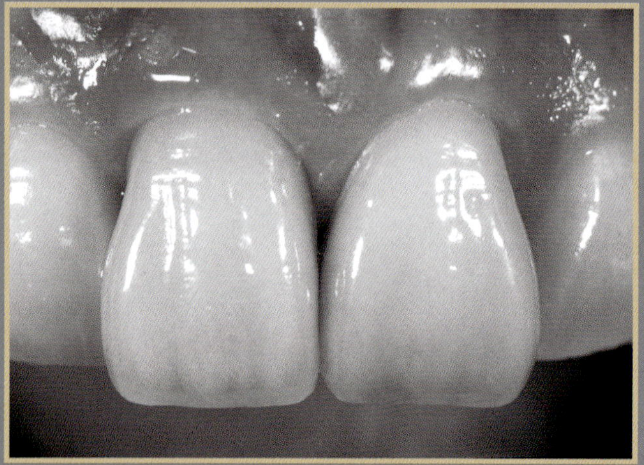
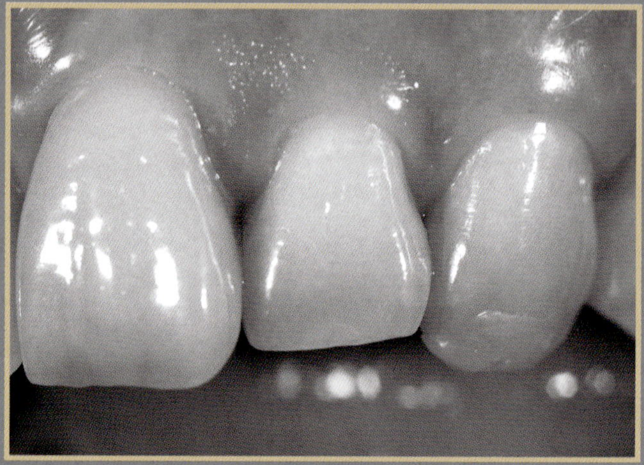

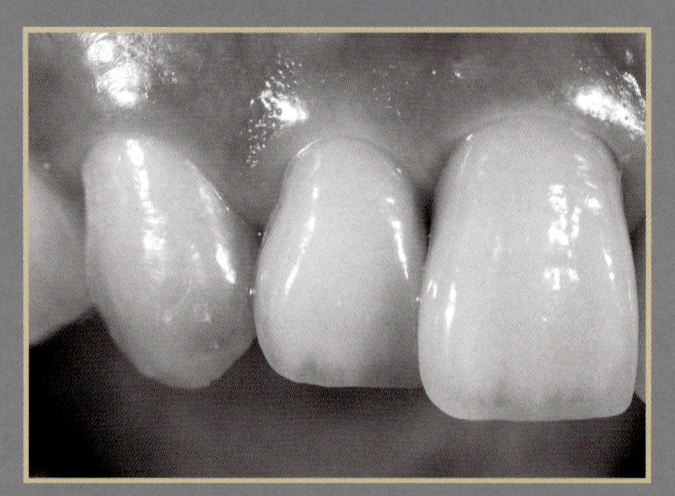

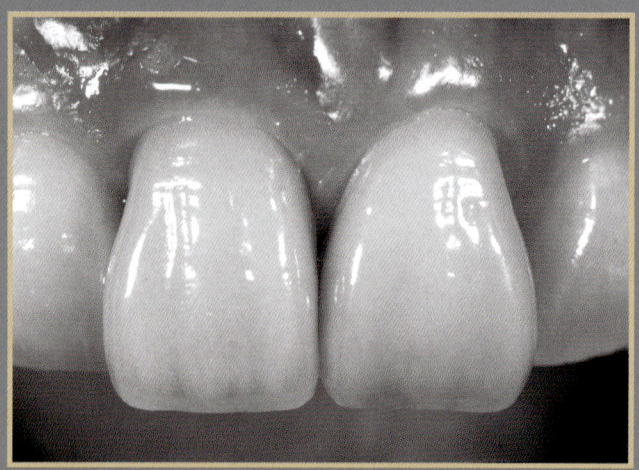

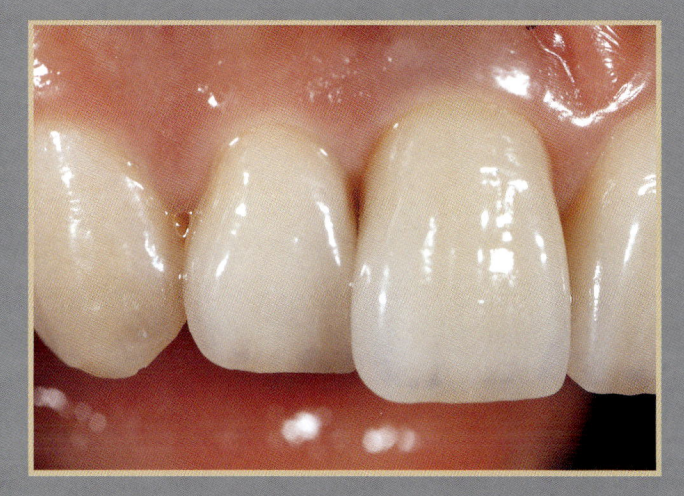

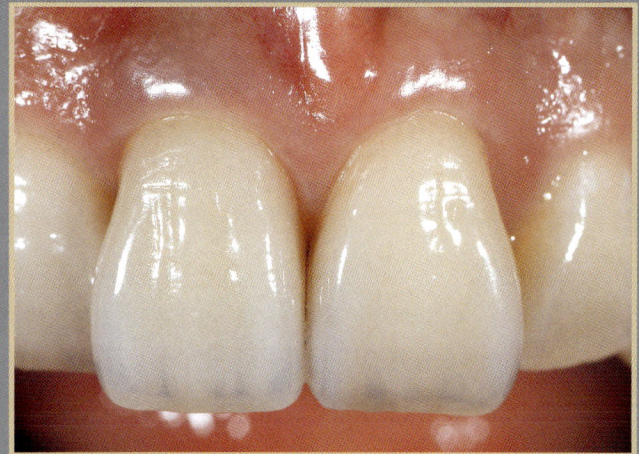

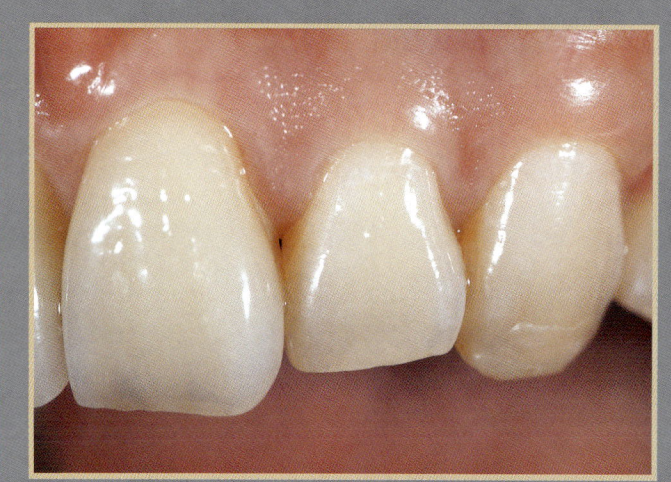

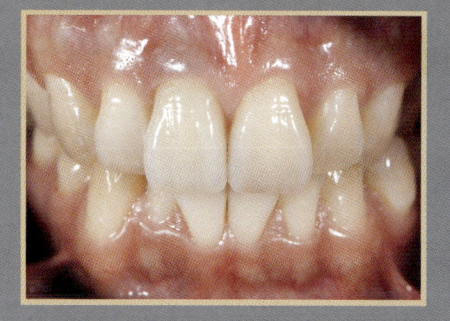

Combination (Porcelain Laminate Veneer + All Ceramic Crown)

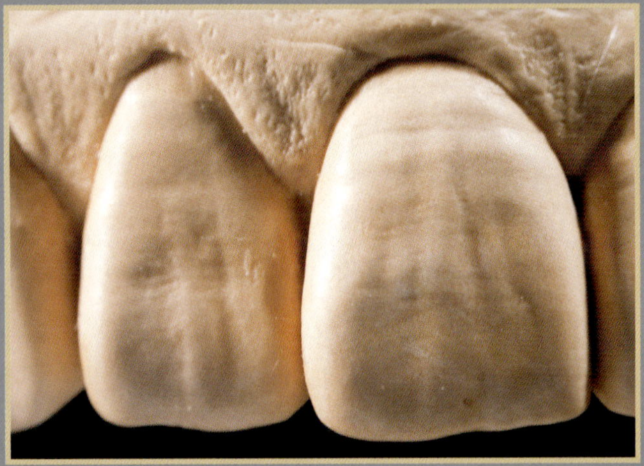
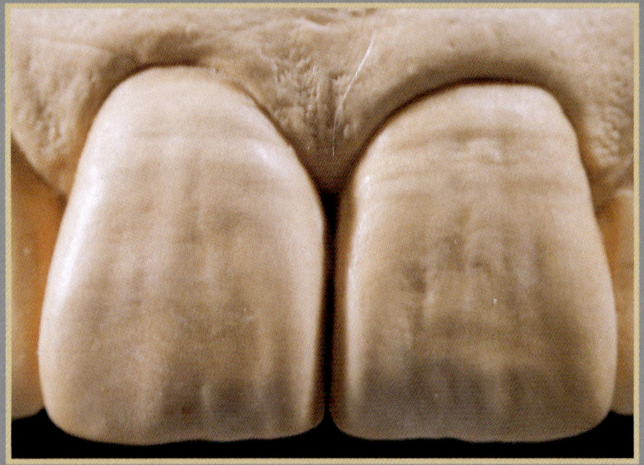
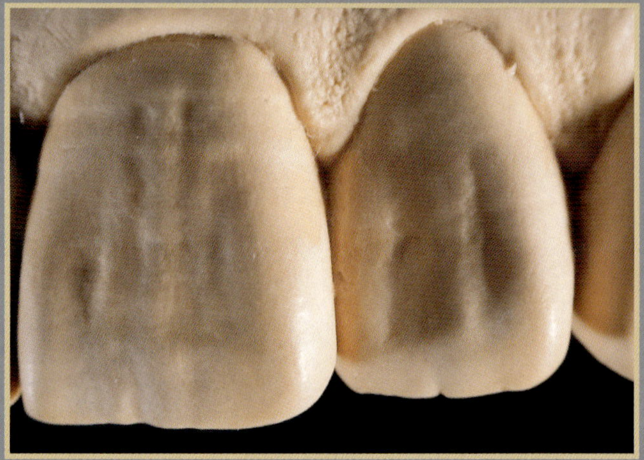

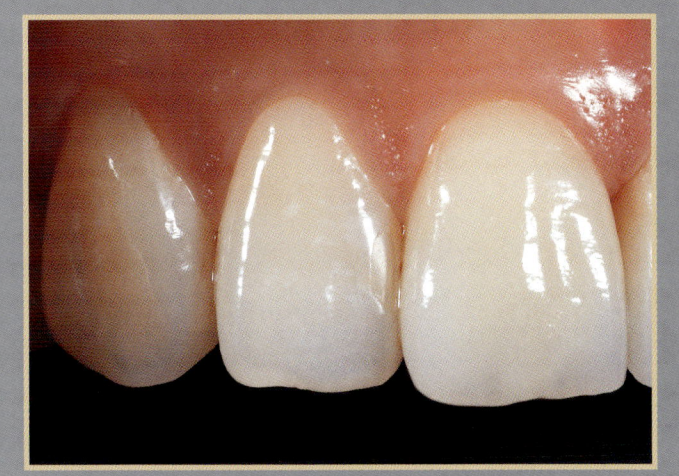

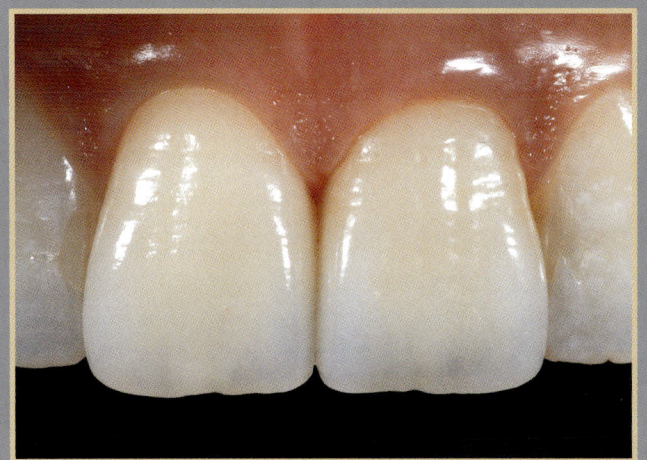

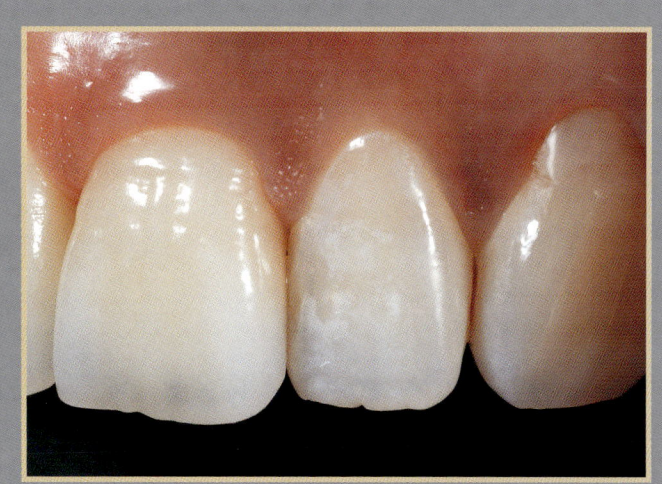

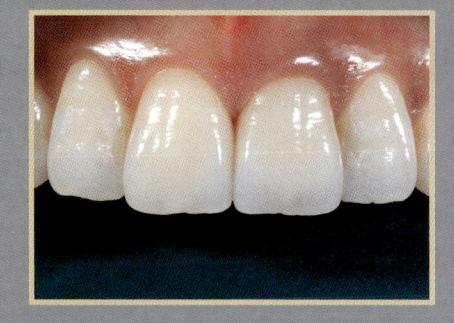

Combination

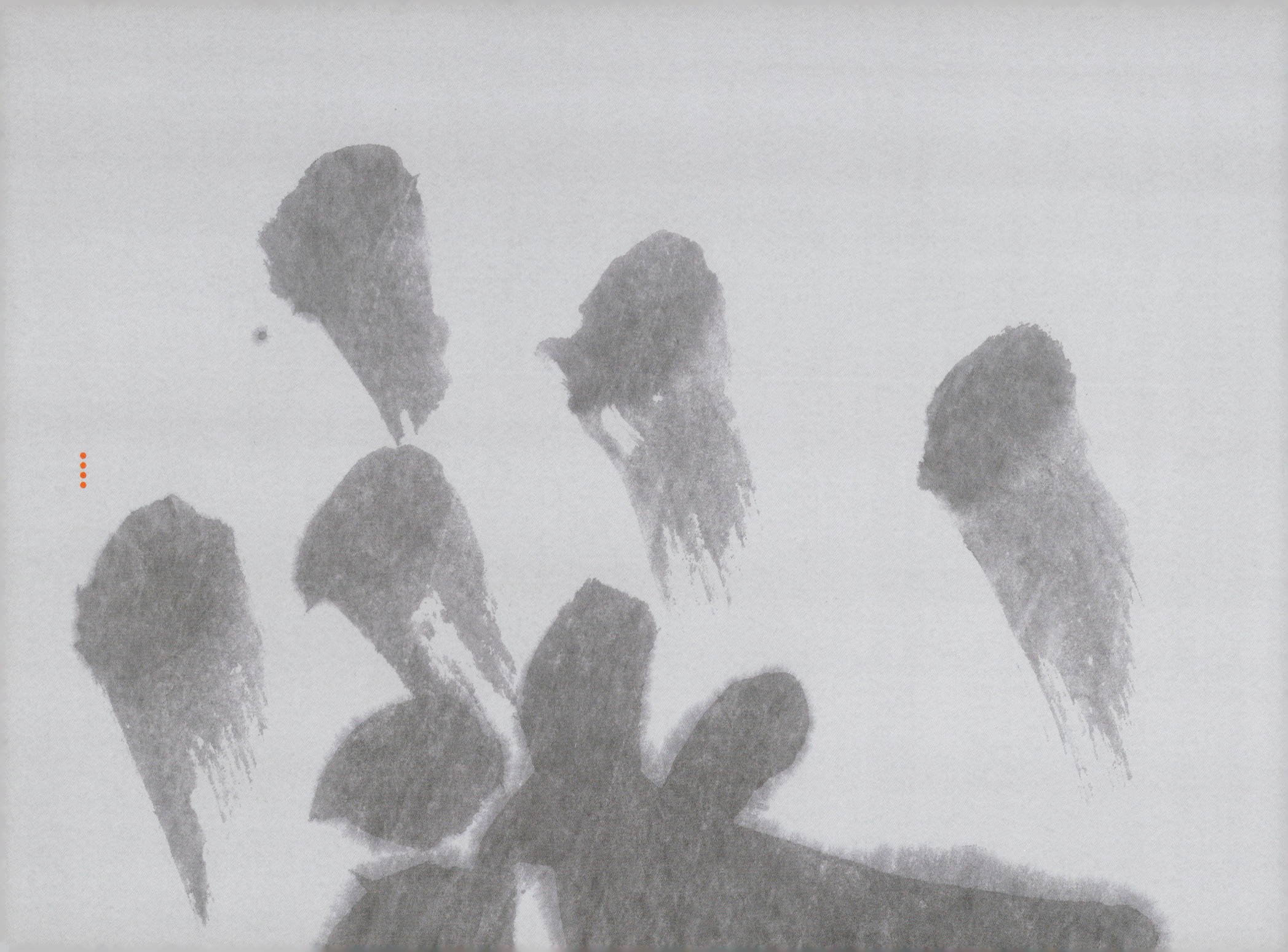

83

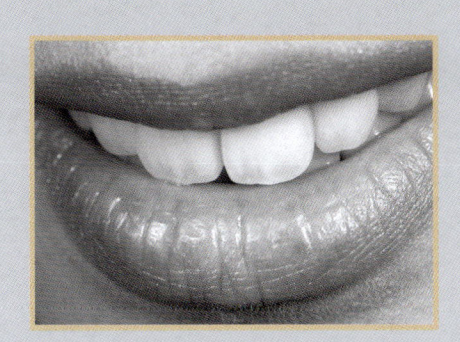

85

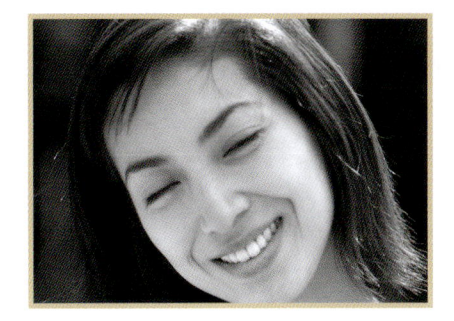

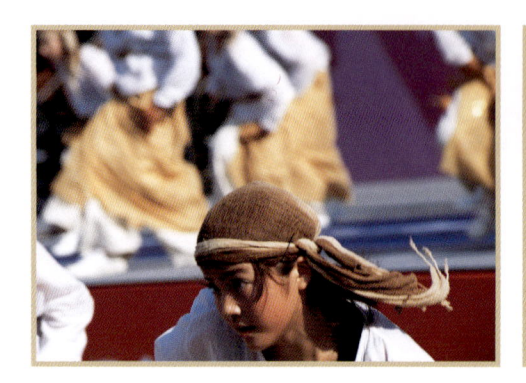

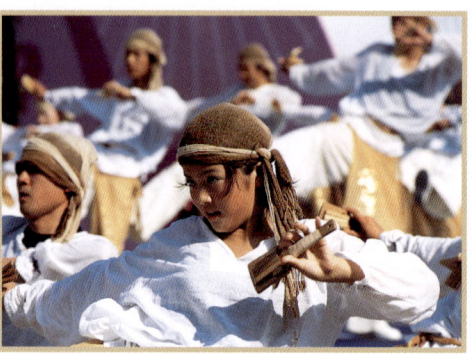

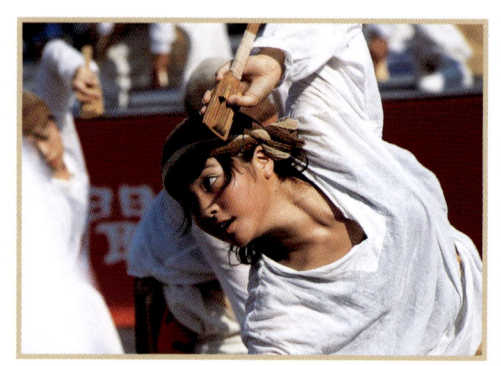

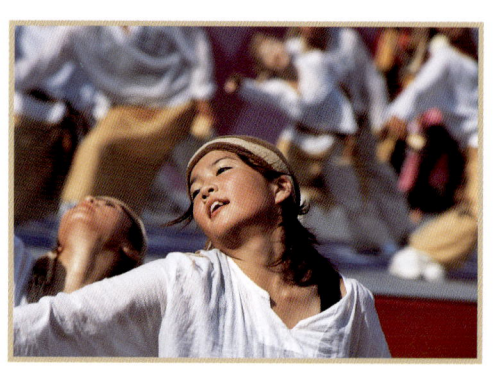

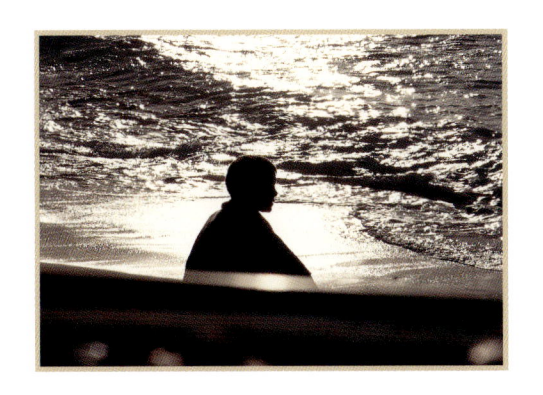

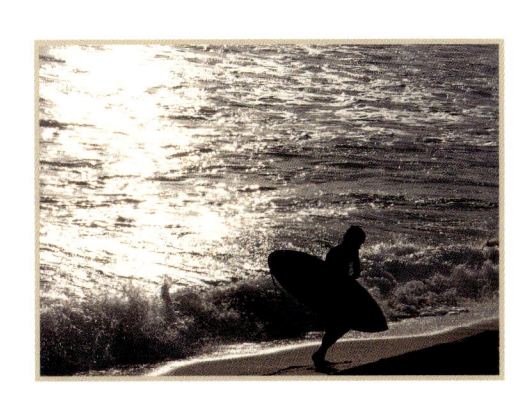

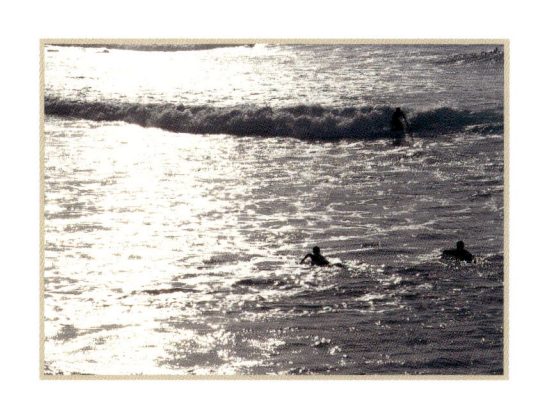

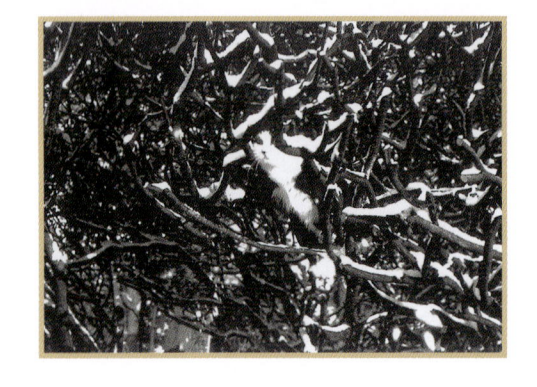

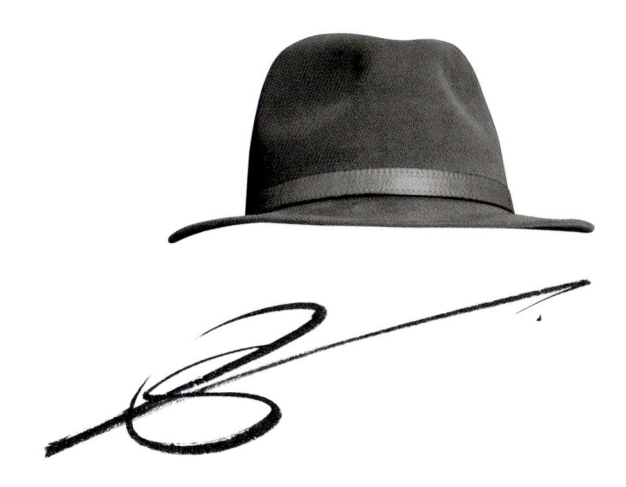

Harmony　質感
_____

2005年5月10日　第1版第1刷発行

著　　者　　片岡　繁夫
　　　　　　（かたおか　しげお）

発 行 人　　佐々木一高

発 行 所　　クインテッセンス出版株式会社
　　　　　　東京都文京区本郷3丁目2番6号　〒113-0033
　　　　　　クイントハウスビル　電話　(03)5842-2270(代表)
　　　　　　　　　　　　　　　　　　(03)5842-2272(営業部)
　　　　　　　　　　　　　　　　　　(03)5842-2279(書籍編集部)
　　　　　　web page address　http://www.quint-j.co.jp/

印刷・製本　　サン美術印刷株式会社
_____

ⓒ2005　クインテッセンス出版株式会社　　禁無断転載・複写
Printed in Japan　　　　　　　　　落丁本・乱丁本はお取り替えします
　　　　　　　　　　　ISBN4-87417-856-1　C3047

定価は表紙に表示してあります